clave

El doctor **Hiromi Shinya** es conocido por sus avances en el campo de la cirugía colonoscópica. Realizó la primera cirugía de colon sin incisión abdominal. Atiende a los miembros de la familia real y a los altos funcionarios del gobierno japonés. Es jefe de la Unidad de Endoscopia Quirúrgica del Centro Médico Beth Israel en Nueva York, profesor de Cirugía Clínica del Colegio de Medicina Albert Einstein, Vicepresidente de la Asociación de Médicos Japoneses en Estados Unidos, y tiene una gran demanda como conferenciante internacional. Tras más de cincuenta años de práctica médica, continúa de forma activa en el campo de la medicina en Estados Unidos y Japón. Es autor de *La enzima prodigiosa* (y su segunda parte), *La enzima para rejuvenecer* y *El factor microbio y las enzimas sanadoras*.

La enzima para rejuvenecer

HIROMI SHINYA

Traducción de
Sandra Rodríguez

DEBOLS!LLO

El papel utilizado para la impresión de este libro ha sido fabricado a partir de madera
procedente de bosques y plantaciones gestionadas con los más altos estándares ambientales,
garantizando una explotación de los recursos sostenible con el medio ambiente y beneficiosa para las personas.

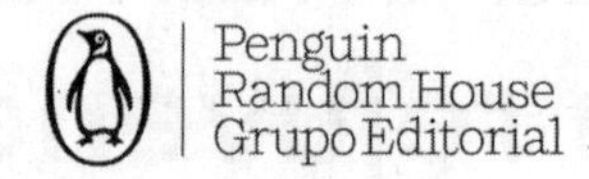

La enzima para rejuvenecer

Título original: *The Rejuvenation Enzyme*

Primera edición en España: octubre, 2015
Segunda edición: mayo, 2024

penguinlibros.com

Adaptación de portada e interiores: Patricia Pérez
Diseño de la portada: Penguin Random House Grupo Editorial

ISBN: 978-607-384-356-0

Impreso en México – *Printed in Mexico*

Nuevas investigaciones demuestran que las células senescentes (yo las llamo células zombi) pueden ser la causa de muchos de los efectos del envejecimiento. La mayoría de los investigadores creían que estas células simplemente eran desechos muertos e inofensivos que flotaban en el organismo. Ahora empiezan a darse cuenta de que esas células dañadas y sucias no están muertas en absoluto, sino que de hecho, pueden ser una de las razones de que nuestro cuerpo envejezca.

Índice

I

Por qué he escrito este libro

Llevo muchos años hablando a mis pacientes y escribiendo en mis libros acerca de la importancia de alimentarse de forma correcta. Literalmente uno es lo que come y bebe. Sigo diciendo esto porque nadie ve más claro que yo los efectos que la dieta tiene sobre el cuerpo, pues lo hago cada vez que examino los intestinos de un paciente.

Cuando empecé a ejercer la medicina, no se sabía tanto como ahora sobre la relación entre nutrición y salud. Como soy gastroenterólogo (especialista en el aparato digestivo), es natural que empezara a pensar en la relación entre la dieta de mis pacientes y el estado del colon. Me interesé por lo que comían y cuánta agua bebían. Al mismo tiempo, empecé a detectar un patrón en el estado de los intestinos de quienes consumían muchos lácteos y carne distinto al de los que comían principalmente verduras y cereales integrales. También llegué a entender que mucha gente —quizá la mayoría— está deshidratada por no beber agua suficiente.

Desde 1963 ejerzo la mitad del año en Estados Unidos y la otra mitad en Japón, lo que me ha llevado a apreciar una diferencia entre la salud intestinal de los japoneses y la de los estadounidenses. También he advertido la diferencia entre los intestinos de japoneses que habían adoptado una dieta occidental, en especial los de aquellos que comían carne y bebían leche, y los de quienes seguían una dieta en la que predominaban el arroz y los pescados de pequeño tamaño.

Hasta después de la Segunda Guerra Mundial los japoneses no acostumbraban a beber demasiada leche de vaca y, por tanto, sus estómagos no habían evolucionado a lo largo de generaciones de manera que pudieran digerirla fácilmente. Mi historia personal sobre cómo descubrí esto es muy triste. En 1963 me vine a vivir a Nueva York con mi joven esposa para hacer la residencia de cirugía en el Centro Médico Beth Israel. Mi mujer no se encontraba bien, y como pasaba mucho tiempo enferma, no podía amamantar a nuestra hija recién nacida, así que empezamos a darle leche maternizada a base de leche de vaca. La niña lloraba mucho y sus heces eran con frecuencia acuosas. Luego le salió una erupción en toda la piel. Le picaba y sufría. Mi esposa se quedó de nuevo embarazada y nació mi hijo. Estábamos felices, pero al poco tiempo el niño empezó a tener sangrados rectales. Por aquel entonces yo estaba ayudando a desarrollar el primer colonoscopio y, con mucho cuidado, utilicé una versión minúscula y rudimentaria del aparato para examinar a mi hijito. Tenía el colon inflamado y sufría lo que llamamos «colitis ulcerosa».

Empecé a investigar las posibles causas de estos problemas. Pensé que quizá era la leche de vaca en los biberones. Así que les retiramos esa leche y mis hijos experimentaron una rápida mejoría. De niña, mi mujer había estudiado en un colegio religioso occidental en Japón. Como gesto de buena voluntad, Estados Unidos donaba leche a la escuela para ayudar a los niños japoneses. Por desgracia en aquella época nadie sabía lo suficiente para detectar que muchos niños japoneses no podían digerir la leche, y empezaron los problemas estomacales e intestinales. Ahora sé que mi esposa era alérgica a la leche, al igual que lo fueron después nuestros dos hijos. La exposición en repetidas ocasiones a este alimento le desató una reacción alérgica y su sistema inmune se volvió excesivamente sensible. Luego se le diagnosticó lupus, una enfermedad autoinmune.

Para entonces yo ya era médico y trabajaba en un hospital muy conocido en Nueva York, pero nada de lo que mis colegas o yo probáramos ayudaba a mi bella y joven esposa. Cuando falleció, se me rompió el corazón por ella, por nuestra familia y por las limitaciones que percibía en mí mismo y en la profesión que había elegido, en la que me había adentrado con tanta fe, pasión y amor.

Decidí ir más allá de los tratamientos que en ese momento prescribíamos y que se enfocaban sobre todo en aliviar los síntomas de la enfermedad. Yo quería saber por qué algunas personas estaban enfermas mientras muchas estaban sanas, por lo que me propuse entender cómo un cuerpo sano se protege a sí mismo contra la enfermedad. Quería aprender cómo trabajar con el cuerpo para fomentar la salud y curar la enfermedad.

Las observaciones que hacía cada día al comparar dieta y salud intestinal me convencieron de que los alimentos que comemos y el agua que bebemos están directamente relacionados con nuestra salud. He dedicado más de cincuenta años a ampliar esta área del conocimiento. Muchos científicos excelentes están explorando ideas similares con resultados prometedores. De hecho, la medicina nutricional se está beneficiando de descubrimientos sobre lo que sucede en el cuerpo, incluso a nivel celular. En la actualidad, éste es uno de los campos más fascinantes para los investigadores. A mí en concreto me interesan las nuevas investigaciones que demuestran que las células senescentes (yo las llamo «células zombi») pueden ser la causa de muchos de los efectos del envejecimiento. Numerosos investigadores habían pensado que estas células no eran más que desechos muertos inofensivos que flotaban en el organismo. Ahora empiezan a darse cuenta de que esas células dañadas y sucias no están muertas en absoluto, sino que, de hecho, pueden ser una de las razones por las que nuestro cuerpo envejece.

Mis observaciones me han convencido de que la eliminación de desechos en las células es tan importante como la eliminación de desechos del colon. He estado trabajando con una nueva clase de enzimas que llamo «nuevas enzimas» o «enzimas para rejuvenecer». Creo que estas enzimas rejuvenecedoras pueden ser capaces de desencadenar un proceso corporal que destruya las células zombi, y al mismo tiempo ayudar a tener una piel flexible, unos huesos fuertes, una circulación sanguínea y arterial sana y un colon limpio y de aspecto sonrosado.

Cuando era niño mis padres me pusieron a estudiar artes marciales. En Japón las artes marciales eran consideradas parte esencial de la educación de un joven.

Las habilidades que aprendí entonces me sirvieron de mucho en mi trayectoria posterior. Por ejemplo, aprendí a usar igual de bien las manos derecha e izquierda. Esto me permitió ser un cirujano muy hábil y, nada más empezar la carrera, fui nombrado asistente del famoso doctor Crohn en el servicio de cirugía del Centro Médico Beth Israel, y éste fue el inicio de mi carrera como gastroenterólogo.

Otra cosa de valor que aprendí en las artes marciales fue la importancia de fluir. Había que mantenerse en flujo constante. Si te bloqueabas o titubeabas, el oponente podía hacerte perder el equilibrio, derribarte y mantenerte inmovilizado en el suelo. Es algo que en mi consulta médica veo todos los días. Si el flujo intestinal está bloqueado, el cuerpo pierde el equilibrio y la enfermedad puede llegar a imponerse. Lo mismo ocurre con el flujo sanguíneo. Si la sangre es pegajosa y forma coágulos en vez de circular como debe, las arterias pueden endurecerse por la acumulación de placa. La consecuencia son enfermedades cardiovasculares e ictus.

En el aula de clases de artes marciales de mi infancia a ese flujo nuestro maestro lo llamaba *qi*. *Qi* es una palabra que puede traducirse como «fuerza vital». Suena bien, pero es una expresión demasiado ambigua como para ser útil. La fuerza vital da vida a todo, de modo que todo tiene fuerza vital, ¿verdad? Sí, pero algunas cosas poseen una fuerza vital más intensa que otras.

Cuando hablo de la fuerza vital de los alimentos, inmediatamente se deduce que aquella de las plantas sanas, cultivadas en una tierra rica en minerales y libre de pesticidas será superior a la de las plantas cultivadas con fertilizantes químicos, rociadas con insecticidas y trasladadas a miles de kilómetros de distancia unos días después de su recolección. Algunos «superalimentos» contienen una cantidad espectacular de fuerza vital concentrada en forma de bayas oscuras y ricas en antocianina. Por lo general, estos alimentos son especies que han logrado adaptarse a un entorno especialmente hostil protegiéndose mediante estrategias para almacenar su fuerza vital.

El maestro también nos enseñó que el *qi* era la autodefensa natural del cuerpo. Si en algún momento esperábamos llegar a dominar el arte de la autodefensa, necesitábamos aprender a trabajar con nuestro propio *qi*. Al investigar maneras de deshacernos de proteína dañina y defectuosa en nuestras células, recordé aquella enseñanza y primero revisé el sistema inmune natural del cuerpo para ver si poseía algún mecanismo natural de autodefensa que le permitiera hacer frente al problema. ¡Y sí lo tenía! El cuerpo eliminará sus propios desechos si lo ayudamos a activar su sistema inmune natural.

Escribo este libro porque estoy deseando compartir contigo lo que he aprendido acerca de cómo aumentar la asombrosa habilidad de nuestro cuerpo de prevenir y curar enfermedades. La desintoxicación intracelular es una clave importante para el flujo del *qi*.

Cada vez son más las personas que sufren demencia, alzhéimer o las secuelas de un ictus. La basura puede acumularse en las células de tu cerebro y convertirse en una placa que interfiere en la activación de neuronas y propicia el inicio o la progresión de la demencia y el alzhéimer. Incluso ser causa de ictus. Las células en proceso de envejecimiento también pueden volvernos más propensos a contraer enfermedades infecciosas. Incluso pueden causar cáncer. El funcionamiento apropiado de las células que componen el cuerpo es la base de la vitalidad y la salud.

II

Recupera el vigor de tu juventud

Los desechos intracelulares restan vitalidad a las personas

Tengo pacientes que me dicen que ya desde los 30 años notan una repentina pérdida de fortaleza. Algunos afirman que ya no pueden trabajar o practicar un deporte con la misma intensidad de antes. Quizá tú no hayas experimentado un cambio tan pronunciado, pero seguro que has notado que necesitas más tiempo que antes para recuperarte cuando te cansas. Tal vez te cueste más sentirte motivado, o no toleres el alcohol como en el pasado. Conforme envejecemos, ¿es inevitable este declive en nuestra salud? ¿Es inevitable que nuestro cuerpo y nuestra mente se cansen antes y sean más propensos a contraer enfermedades, tales como cáncer o dolencias relacionadas con un estilo de vida adulta?

Sí... y no. Es natural que a medida que nos hacemos mayores experimentemos cierto declive gradual de nuestro rendimiento físico. Pero este declive puede mitigarse, y a veces revertirse, si aprendemos cómo trabajar con el sistema natural de regeneración que posee nuestro cuerpo.

El cuerpo humano está formado por entre cuarenta y sesenta billones de células. Dentro de éstas hay órganos llamados mitocondrias que crean la energía necesaria para todas nuestras actividades. Los nutrientes de los alimentos que consumimos y el oxígeno que respiramos llegan a esas mitocondrias, donde se transforman en energía. Si las células gozan de buena salud, la conversión a energía se produce de manera correcta. Si esta condición se mantiene, uno puede disfrutar de salud y vitalidad, independientemente de que vaya cumpliendo años. Sin embargo, cuando hay desechos almacenados dentro de las células, la mitocondria no puede funcionar de manera eficiente. Si te quedaras encerrado en una habitación con montones de basura, acabarías por sentirte enfermo y tu energía peligrará. Imagina las células de tu cuerpo como esa habitación llena de basura y entenderás cómo las mitocondrias, encargadas de convertir energía dentro de las células, pueden peligrar.

Es necesario limpiar la basura de la «habitación» —es decir, de las células— para restaurar la salud del cuerpo. A esto me refiero cuando hablo de desintoxicación intracelular (*intra* significa dentro, por tanto, «intracelular» literalmente quiere decir «dentro de las células»). Creo que la desintoxicación intracelular es la clave de la salud y del vigor juvenil. Si te despiertas por la mañana con sensación de cansancio, probablemente tienes basura en las células. A menos que la elimines, las células de tu cuerpo no podrán hacer bien su trabajo y, por tanto, no generarán energía.

Cada vez son más las personas que sufren demencia, alzhéimer o las secuelas de un ictus. La basura puede acumularse en las células de tu cerebro y convertirse en una placa obstructiva que interfiere en la activación de neuronas y propicia el inicio o la progresión de la demencia y el alzhéimer. Incluso ser causa de ictus. Las células en proceso de envejecimiento también pueden volvernos más propensos a contraer enfermedades infecciosas. Incluso pueden causar cáncer. El funcionamiento apropiado de las células que componen el cuerpo es la base de la vitalidad y la salud.

Proteínas defectuosas

A algunas personas les cuesta comprender cómo la basura dentro de nuestras células puede desencadenar una salud deficiente e incluso enfermedades. La mayor parte de esta basura es proteína defectuosa sin utilidad. ¿Cómo es posible que dentro de las células floten residuos de desecho de proteína?

Los nutrientes que tomamos de los alimentos son digeridos y absorbidos en nuestros intestinos y transportados a todas las células por medio de nuestra sangre. La proteína es uno de estos nutrientes. La comida se descompone en aminoácidos en el intestino delgado y, luego, nuevas proteínas se sintetizan en las células. Durante este proceso de síntesis se genera de manera natural una cantidad considerable de desechos, de proteínas defectuosas. Una dieta que consista principalmente en alimentos derivados de animales, como carne, leche y otros productos lácteos, genera grandes cantidades de proteína defectuosa o basura. Estamos sobrecargando nuestras células con una gran cantidad de esta basura que no ha sido convenientemente degradada. A medida que envejecemos, los desechos se acumulan y, como en cualquier vertedero municipal, la basura acumulada se vuelve tóxica.

Para entender mejor el problema de la basura en nuestras células, nos ayudará considerar primero la de nuestros intestinos. En general, llamamos estreñimiento a lo que ocurre cuando los alimentos no se digieren o eliminan por completo. Cuando el estreñimiento es un estado crónico, la acumulación de heces en el colon genera varias sustancias tóxicas que desprenden un olor fétido. Si el estreñimiento persiste, el entorno intestinal se deteriora, provocando hinchazón abdominal y dificultad para evacuar. Si no se trata, puede causar inflamación del intestino, diverticulitis, pólipos o, lo que es más grave, cáncer de colon.

Además, los gases o las proteínas de origen animal oxidan la sangre, lo cual tiene un efecto adverso en las funciones intestinales y crea un círculo vicioso de deterioro intestinal, lo que a su vez desemboca en toda una serie de enfermedades metabólicas y relacionadas con el estilo de vida, en reacciones alérgicas como dermatitis atópica y, de nuevo, en riesgo cáncer.

Si has leído mis otros libros, probablemente sabrás que después de observar más de trescientos cincuenta mil estómagos e intestinos mediante colonoscopias a lo largo de muchas décadas de ejercer la gastroenterología, he identificado lo que yo llamo «salud estomacal» y «salud intestinal». La salud intestinal de personas con basura en los intestinos es, sobra decirlo, deficiente. El funcionamiento de estos órganos es lento, lo que provoca exceso de gases, y las paredes intestinales son duras, gruesas, sin elasticidad, lo cual inhibe los movimientos peristálticos. Esta salud intestinal es el indicador de diversos problemas de salud y enfermedades. La eliminación de desechos o basura es esencial para mejorar un intestino pobre y recobrar la salud. El problema del estreñimiento va más allá de las molestias a la hora de evacuar, también pone a prueba la salud del cuerpo entero.

Las células también sufren estreñimiento

La basura acumulada dentro de nuestras células básicamente está compuesta por proteínas defectuosas. Esta basura es similar a las sustancias de desecho que se acumulan en nuestros intestinos. A menos que la eliminemos, nuestras células seguirán «estreñidas».

Cuando somos jóvenes, un poco de basura no tiene por qué poner en peligro nuestra salud y energía; pero cuando llegamos a los 40 o 50 años, la acumulación de desechos puede limitar las actividades de nuestras células y hacernos propensos a la fatiga y la enfermedad. Esta ineficiencia, que se incrementa conforme envejecemos, se atribuye a la limitada producción de energía de nuestras mitocondrias, debida a su vez a la basura que hay dentro de nuestras células. No es correcto culpar de este ineficiente metabolismo sólo al envejecimiento. Si cuidamos nuestro cuerpo de manera apropiada, podemos llevar una vida llena de energía hasta una edad avanzada.

Estoy seguro de que estás deseando saber cómo eliminar la basura intracelular. Debes tener presente que ya disponemos de un sistema de desintoxicación dentro de nuestras células, una especie de triturador de basura intracelular.

En este proceso de desintoxicación intervienen esas enzimas rejuvenecedoras que yo llamo «nuevas enzimas». Dependiendo de lo eficaces que sean, podrá eliminarse la basura intracelular e incluso reciclarse y volverse a utilizar.

Una dieta basada en alimentos de origen animal, como carne, leche y otros productos lácteos, genera mucha proteína defectuosa o basura. Cada uno de nosotros transportamos en nuestras células una gran cantidad de esta basura que no se ha degradado por completo. A medida que envejecemos, estos desechos se acumulan y, como en cualquier vertedero municipal, se vuelven tóxicos.

III

Las enzimas para rejuvenecer

Dentro de las células existen varios tipos de enzimas rejuvenecedoras. Una de las de descubrimiento más reciente está relacionada con un complejo proteico de gran tamaño llamado proteosoma, que se encuentra dentro de ciertas células. La función principal del proteosoma es degradar las proteínas innecesarias o dañadas, más o menos como si fuera un triturador de papel, pero mediante una reacción química. Las enzimas que realizan estas reacciones se llaman proteasas. Las proteínas deficientes dentro de las células están marcadas de manera que sean fácilmente identificables y los proteosomas puedan capturarlas y descomponerlas. Se trata de un descubrimiento muy importante en el campo de la biociencia. Tanto que sus tres autores, científicos estadounidenses, recibieron el Premio Nobel de Química en 2004.

Lisosomas, bolsas suicidas de células defectuosas

Nuestro cuerpo también tiene un sistema de desintoxicación llamado autofagia, que es un sistema de desecho de basura a mayor escala que la de proteosomas. La autofagia, en combinación con estructuras llamadas lisosomas, captará pequeños orgánulos, mitocondrias degradadas, partículas de alimentos y productos de desecho dentro de nuestras células y los descompondrá. En ese proceso de autofagia, muchos de esos materiales descompuestos y moléculas «basura», de hecho, pueden reciclarse, es decir, sintetizarse en proteínas que luego pueda utilizar el cuerpo. Los lisosomas los descubrió el citólogo belga Christian de Duve en la década de 1960.

La función de la autofagia es comparable a la de un equipo de operaciones especiales que trabaje en una gigantesca planta de reciclaje. Los trabajadores principales en este equipo son los lisosomas y sesenta variedades de enzimas dotadas de superpoderes. A estas enzimas las llamo «nuevas enzimas» o «enzimas para rejuvenecer». En esta planta de reciclaje también trabajan duro unas proteínas llamadas chaperonas, indispensables para la desintoxicación celular. Las chaperonas depositan enzimas viejas e inútiles y otras proteínas defectuosas en el lisosoma, la bolsa encargada de digerir, con vistas a su renovación y reutilización. Imagina las chaperonas como una suerte de intendentes que recogen los desechos que hay dentro de nuestras células y luego los depositan en la cámara de reciclaje del lisosoma, donde se digieren los desechos y se crean nuevas cadenas proteínicas.

Por lo tanto, la limpieza de nuestras células se realiza sin dificultad gracias a la interacción de estos tres sistemas: triturador dentro de las células (enzima proteasa), planta de reciclaje (autofagia) y cubo de la basura o bolsa de digestión intracelular (lisosoma). Los científicos también le han puesto un apodo a los lisosomas; los llaman «bolsas suicida», porque lo que sucede en ellos es la destrucción de una célula a resultas de la acción de sus propias enzimas.

¿Exactamente cómo sucede esto? Los lisosomas son orgánulos celulares que contienen enzimas de hidrolasa ácida para descomponer materiales de desperdicio y desechos celulares. Vendrían a ser como el «estómago» de la célula.

Los lisosomas digieren orgánulos excesivos o desgastados y partículas de alimentos, además de atrapar virus o bacterias. La membrana que rodea un lisosoma permite que las enzimas trabajen con el pH de 4,5 que requieren.

Lisosomas...
Enzimas de hidrolasa...
Autofagia...

No son términos de uso diario, aunque formen parte de nosotros. Si bien todavía no han llegado al gran público, hay estudios de bioquímica recientes que revelan la existencia de estos mecanismos impresionantemente eficientes de desintoxicación intracelular y que forman parte de la sorprendente habilidad natural que tiene el cuerpo para velar por su salud.

Nota: los lisosomas son orgánulos celulares que contienen enzimas de hidrolasa ácida para degradar desechos celulares. Pueden describirse como el estómago de la célula. Los lisosomas digieren orgánulos excesivos o desgastados y partículas de alimentos, además de capturar virus y bacterias. La membrana que rodea al lisosoma permite que las enzimas digestivas trabajen con el pH de 4,5 que requieren. Los lisosomas se fusionan con las vacuolas, a las que hacen llegar sus enzimas, digiriendo su contenido. Se crean añadiendo enzimas hidrolíticas a endosomas tempranos del aparato de Golgi. El nombre «lisosoma» deriva de las palabras griegas lisis, *separar,* y soma, *cuerpo. Los biólogos celulares a menudo los llaman por sus apodos, «bolsas suicida»* o *«sacos suicida», por la autolisis.*

IV

La planta de reciclaje de tu cuerpo

A estas alturas habrás empezado a entender los mecanismos que permiten a tu cuerpo realizar la desintoxicación intracelular. Las personas con fatiga crónica o que están en mala forma física pueden estar produciendo en sus células una enorme cantidad de basura que excede el volumen que los encargados de demoler y reciclar pueden asumir. Esto no significa que tus enzimas para rejuvenecer no estén funcionando. De hecho, probablemente estén trabajando demasiado. Con independencia de lo competentes que sean estos trabajadores, no podrán hacer su tarea de manera eficaz si tienen una carga desmesurada de trabajo debida a un exceso de basura. Si esta situación se prolonga, perderán la capacidad de mantener el ritmo necesario.

Hace poco en Japón se han producido muertes de empleados de oficina por exceso de trabajo y el problema se ha convertido en una cuestión social. De manera similar, a veces las enzimas tienen excesiva carga de trabajo, pues tienen que procesar una ingente cantidad de basura. En ocasiones, el descanso es la solución. Sin embargo, ¿qué se puede hacer si la fatiga no desaparece pese a muchas horas de sueño? El reposo es importante, pero un ligero incremento en la duración del sueño no disminuye la fatiga de células ineficientes.

¿Deberíamos nutrirnos más? Suplementar la alimentación es importante, pero no conducirá a la eliminación de basura dentro de nuestras células si el supuesto apoyo alimenticio proporciona calorías adicionales. ¿Necesitamos entonces consumir más proteínas? Muchas personas creen que comer carne nos hace más resistentes físicamente. Sin embargo, el consumo excesivo de productos cárnicos genera basura extra en nuestros intestinos y células. No proporciona verdaderos nutrientes y es una carga para el organismo. Necesitamos olvidarnos de las teorías convencionales y encontrar nuevas respuestas.

Creo que esa respuesta reside en entender la autofagia, la planta de reciclaje dentro de nuestras células. Si eres de los que no recobran la vitalidad después de unas vacaciones o de descansar, quizá te interese seguir leyendo para aprender más acerca de cierto mecanismo muy sencillo que proporciona vitalidad a tu propia planta de reciclaje celular.

El hambre es sana, dale nuevo vigor a tus células dejando de comer

Tenemos la capacidad de desencadenar el elegante mecanismo de reciclaje de nuestro propio cuerpo para que limpie las células viejas y dañadas. Se trata de un mecanismo desarrollado por el cuerpo humano para resistir a los periodos de escasez de alimentos a que se enfrentaban nuestros antepasados. Para explicarlo brevemente: si aparece la inanición, se activa la autofagia. El profesor Noburu Mizushima de la Universidad de Medicina de Tokio ha descrito con detalle cómo y por qué ocurre esto.

Cada vez que comemos, los nutrientes de los alimentos pasan a nuestros vasos sanguíneos desde los intestinos; a continuación los glóbulos rojos transportan los nutrientes a los entre sesenta y cien billones de células de nuestro cuerpo. Cuando esta llegada de nutrientes se interrumpe, el cuerpo entra en estado de inanición. La ciencia convencional de la nutrición insiste en que debemos ingerir un número equilibrado de nutrientes a fin de prevenir la inanición. Por tanto, se aconseja hacer tres comidas al día que proporcionen el aporte calórico necesario para la actividad diaria. Todo eso está muy bien, pero un flujo tan constante de nutrientes, de hecho, inhibe la activación de la autofagia y a la larga contribuye a la acumulación de proteínas defectuosas y de basura dentro de nuestras células. Le hemos dado poca importancia a esta idea porque hasta hace muy poco desconocíamos el daño que provocan las células tóxicas y estreñidas.

Siempre hemos sabido que saltarse una comida o dos no conduce a una muerte inmediata. Pero ahora también sabemos que un poco de hambre hará que se pongan en marcha las plantas de reciclaje que hay en el interior de nuestras células. Se ponen a trabajar sintetizando nuevas proteínas a partir de proteínas defectuosas. En otras palabras, el cuerpo tiene la habilidad de regenerar las células durante la inanición. Uno de los resultados de este proceso es que se retiran las proteínas defectuosas y se usan como combustible para crear nuevas proteínas. Es un sistema ingenioso. Las células simultáneamente se desintoxican y recargan energía.

Sobra decir que si se nos negara alimento durante un periodo prolongado ya no quedaría material que reciclar y moriríamos. La clave es tener sólo el hambre suficiente para detonar el mecanismo de reciclaje de nuestro cuerpo, hacer un poco de ayuno.

A lo largo de la historia los seres humanos se han esforzado por combatir la escasez de alimentos. A pesar de hambrunas, las glaciaciones y otras amenazas al abastecimiento de comida, hemos sobrevivido hasta la fecha. Las investigaciones recientes en el campo de la ciencia biológica nos enseñan cómo fue posible esto. Durante periodos de inanición crónica, la autofagia se activa y las proteínas se reciclan gracias a la labor de las enzimas rejuvenecedoras. Una vez la basura ha sido eliminada dentro de nuestras células, y con el reciclado de proteína defectuosa que se convierte en buena, nuestras mitocondrias generan más energía. La energía y la fuerza latentes en nuestro organismo se liberan gracias a un poco de hambre, un hambre que sostiene esa fuerza vital tan poderosa de la que no somos conscientes.

Cómo no comer

Seguro que ya empiezas a comprender cómo es posible que personas que no pasan hambre y viven en una sociedad opulenta puedan sufrir mala salud, fatiga crónica o vitalidad decreciente. En otras palabras, que tienen reducida su fuerza vital. Somos víctimas de nuestro propio éxito, de comer demasiado y demasiado seguido. Cuando adoptamos la costumbre de comer hasta saciarnos, resulta que nos estamos privando de la oportunidad de dar inicio a las actividades de reciclaje en nuestras células y de activar nuestras enzimas rejuvenecedoras.

Como verás, a largo plazo, esto supone un gran riesgo para nuestra salud. Nos dicen sin parar lo que debemos comer, e incluso cuánto deberíamos comer, para llevar una vida sana. Sigamos o no estos consejos nutricionales, la mayoría de nosotros generalmente sabemos cómo comer. Lo que necesitamos ahora es aprender cómo *no* comer, a fin de desintoxicar las células y revitalizar el cuerpo.

Las ciencias de la alimentación convencionales casi no han prestado atención a las ventajas de no comer. Por el contrario, el énfasis se ha puesto, de manera avasalladora, en la importancia de ingerir las calorías y los nutrientes necesarios. La dieta convencional recomendada hace hincapié en el consumo de alimentos de origen animal, como carne, leche y otros productos lácteos. Estoy convencido de que justamente estos alimentos suponen un grave problema para el cuerpo humano. Comerlos en grandes cantidades —tal y como se nos sugiere desde distintas instancias oficiales— dará como resultado mucha basura en nuestras células y en nuestro cuerpo.

Los alimentos de origen animal carecen de fibra alimentaria y contienen enormes cantidades de grasa. Este tipo de comida es difícil de digerir y gran parte de ella nunca llega a convertirse en energía. Su ingesta excesiva producirá desechos en los intestinos, y por tanto contribuirá a crear un entorno intestinal deficiente y basura celular, lo cual, a su vez, pone en riesgo la producción de energía del cuerpo. Esto me resultó obvio cuando examiné los intestinos de mis pacientes mediante colonoscopias y los comparé con su historial nutricional.

Todos conocemos los peligros de comer de más: aumento de peso, desórdenes metabólicos, diabetes, enfermedades cardiacas, cáncer y demás. Pero además de evitar comer en exceso, es necesario cuidar lo que comemos. Es bueno que los nutrientes que ingerimos no sean en su mayoría de origen animal. Para recobrar la vitalidad de nuestras células, debemos reordenar nuestra dieta y cambiar nuestra manera de pensar sobre la alimentación. Si entiendes esto y eres capaz de cambiar tu manera de pensar respecto a la comida, habrás dado el primer paso hacia un estilo de vida que favorece el rejuvenecimiento.

Mi siguiente recomendación no está dirigida sólo a la gente que come de más, tampoco a aquellos que han estado consumiendo mucha carne o muchos lácteos. Ellos son los principales destinatarios, claro, pero creo que podría beneficiar a cualquiera. Voy a explicarte cómo puedes eliminar las toxinas de tu sistema y crear proteína utilizable dentro de tus células dejando de comer.

Cómo ayudar a las células exhaustas a restablecerse

Al ejercer la medicina la mitad del año en Tokio y la otra mitad en Estados Unidos he podido comprobar por mí mismo cómo ha afectado a la salud del pueblo japonés la adopción de una dieta de estilo occidental a partir de la Segunda Guerra Mundial. Al cambiar de hábitos, los japoneses se han vuelto más corpulentos y han ganado estatura y masa corporal. Simultáneamente ha descendido la tasa de mortalidad por enfermedades infecciosas, de modo que la esperanza media de vida de un japonés se ha incrementado hasta casi los 90 años. Sin embargo, y de acuerdo con datos proporcionados por el Ministerio de Bienestar Social de Japón, el número de personas diagnosticadas de cáncer y otras enfermedades relacionadas con el estilo de vida ha aumentado de manera significativa. Las llamadas «nuevas enfermedades», como alergias severas, depresión, demencia y alzhéimer, se están convirtiendo en graves problemas sociales. Irónicamente, en las sociedades más opulentas de hoy el proceso de reciclaje en el interior de nuestras células se ha ralentizado, las actividades de nuestras enzimas rejuvenecedoras se han suprimido y las funciones de nuestras células, debilitado. Como resultado, hay un número creciente de personas enfermas o semienfermas con pocas ganas de vivir.

En Japón, Estados Unidos y países desarrollados de todo el mundo, los alimentos abundan de tal manera que podríamos estar comiendo y picoteando sin parar. Y es justo lo que hacemos. Al margen del problema tan extendido de la obesidad, otro efecto de este constante comer es el aletargamiento.

¿Qué podemos hacer para recobrar nuestra vitalidad natural? He hablado de la autofagia, que se activa cuando el organismo entra en un estado de inanición. Para estimular esta función, necesitamos reactivar esta planta de reciclaje y eliminar la basura acumulada dentro de nuestras células. Desde luego, podríamos abandonar nuestro estilo de vida actual y volver a la pobreza... pero no vamos a hacerlo.

En lugar de eso hay una manera sencilla de crear de forma artificial un estado de inanición. Se trata del tradicional ayuno.

La palabra «ayunar» de inmediato nos trae a la mente un *yoghi* raquítico, sentado en lo alto de una colina y vestido sólo con un taparrabos, pero no estoy proponiendo un ayuno tan extremo. Lo que sugiero es relativamente sencillo. Piensa en ello como un «miniayuno» o un «breve ayuno». Su propósito no es ayudarte a bajar de peso o restringir tu ingesta de calorías para perder grasa corporal excesiva. Lo único que persigue este ayuno breve es generar un poco de hambre que ponga en marcha tu planta celular de reciclaje al activar tus enzimas rejuvenecedoras. Al hacer esto limpiamos las proteínas dañadas y las renovamos mientras destruimos y reciclamos células zombi.

Con este objetivo en mente, describiré un método de ayuno seguro y sencillo que he estado desarrollando. Hay pocas reglas y son fáciles de entender. Si quieres recobrar tu salud y tu vigor de juventud, te animo a practicar el método del *breve ayuno de Shinya*. Empieza hoy mismo.

La manera moderna de alimentarnos inhibe la activación de la autofagia, por lo que contribuye al almacenamiento de proteínas defectuosas y de basura en el interior de nuestras células. Le hemos prestado poca atención a esta idea porque hasta hace muy poco no hemos sido conscientes del daño que provocan las células tóxicas y estreñidas.

V

El breve ayuno de Shinya

Ya he explicado por qué pienso que ayunar es la clave para limpiar la basura dentro de nuestro cuerpo para rejuvenecer, y he comentado que el breve ayuno de Shinya es sencillo y fácil de practicar. Ahora tendrás ocasión de comprobarlo, así como los métodos específicos a seguir para obtener los mejores resultados.

Lo primero que necesitas saber es que el breve ayuno de Shinya es un ayuno matutino. Lo segundo es que este «ayuno matutino» en realidad no empieza por la mañana, sino por la noche. Para reducir la carga impuesta a tu estómago y tus intestinos y para evitar que tu organismo consuma enzimas de manera innecesaria, debes haber terminado de cenar como muy tarde a las nueve de la noche, idealmente a las seis o a las siete de la tarde. Tras la cena debes abstenerte por completo de comer, pero sí debes beber un poco de agua de buena calidad. Yo prefiero el agua Kangen, que por sus características moderadamente alcalinas (recomiendo un pH de 8,5) ayuda a eliminar los radicales libres y a reducir la inflamación corporal.

Al levantarte, a la mañana siguiente, bebe entre 500 y 750 ml de agua a temperatura ambiente a pequeños sorbos. A continuación tómate una porción de fruta fresca de temporada. Esto será tu desayuno. No cocines la fruta. No debes consumir ningún alimento cocinado hasta la hora del almuerzo. Además, recomiendo beber entre 500 y 750 ml adicionales de agua de buena calidad entre el desayuno y el mediodía. Puedes beberla a sorbos pequeños, o bien de una vez treinta minutos antes de la comida. Evita beber agua del grifo; es recomendable que esté filtrada y libre de sustancias potencialmente dañinas. Ya he dicho que yo bebo agua Kangen, y la recomiendo, aunque si no tienes acceso a ella, puedes sustituirla por agua mineral embotellada. Pero no la guardes en el frigorífico, pues enfriaría tu temperatura corporal.

Si comes a las doce del mediodía, habrás ayunado quince horas, suponiendo que la noche anterior cenaras antes de las nueve de la noche.

Como ves con sólo un poco de esfuerzo es posible ayunar de quince a dieciocho horas, lo que supone bastante más de la mitad de un día. Este sencillo y breve ayuno de Shinya que dura medio día basta para detonar la autofagia y desintoxicar las células.

Repetido dos o tres veces por semana, este ciclo revitalizará tus células y las mantendrá libres de «basura» tóxica. Te sorprenderá comprobar la cantidad de energía que notarás, tanto física como mental, una vez libre de células y proteínas dañadas. Además, te sentirás más motivado en el trabajo. Una vez que hayas incorporado el ayuno a tu rutina semanal, hacerlo no te costará demasiado esfuerzo.

Tu planta de reciclaje

Habrá quienes se pregunten si es buena idea consumir frutas ricas en azúcares durante el ayuno. Las frutas son frescas y no se les aplica calor. La razón por la que los alimentos crudos son recomendables durante el ayuno es porque se absorben sin necesidad de enzimas digestivas, por lo cual no representan una carga para el estómago o los intestinos.

Además, las frutas en sí son ricas en enzimas, fuente de energía vital, además de en minerales y vitaminas, que ayudan a éstas a trabajar. Se debe evitar la ingesta excesiva de frutas, pero un consumo moderado mantendrá el efecto del medio día de ayuno iniciado la noche previa. Es posible que sientas hambre, pero esto sería señal de que la autofagia, tu planta de reciclaje intracelular, está en pleno funcionamiento y procediendo a la desintoxicación. Esta hambre de ninguna manera representa un factor negativo para el cuerpo, tan sólo que tú planta de reciclaje particular está cumpliendo la función para la que fue diseñada.

Si tienes la costumbre de comer dulces o chocolates o acostumbras a mascar chicle con frecuencia, debes abstenerte de hacerlo, al menos durante las quince a dieciocho horas de ayuno. Necesitamos aprender a apreciar la sensación de hambre. Si no puedes soportarla, come algo de fruta que sea saciante, como una manzana o un plátano, pero en poca cantidad. Si no te resulta práctico llevar fruta fresca al trabajo, sustitúyela por un tentempié a base de frutos secos, como uvas o ciruelas pasas. Es aceptable, aunque no preferible.

Mastica, mastica, mastica

Durante la comida y la cena debes aumentar el número de veces que masticas los alimentos, pues la digestión empieza en la boca. Masticar ayuda a las funciones digestivas y de absorción de los intestinos. Además, al masticar más, te saciarás con menos cantidad de alimento y tardarás en volver a tener hambre. Si eres de esas personas que se marean o se sienten débiles si no desayunan, entonces necesitas especialmente adoptar el método de masticar más. Tu cuerpo se irá ajustando poco a poco a este nuevo hábito. Cuando empieces a tener una sensación ligeramente placentera de hambre, querrá decir que tu planta de reciclaje ha empezado a funcionar. Una vez te acostumbres al ayuno matutino y a la sensación de ligero apetito, verás cómo empiezas a ir al cuarto de baño por la mañana con regularidad. Por supuesto, la reacción al breve ayuno de Shinya varía de una persona a otra. Habrá quienes expulsen heces duras como piedras, las de otros serán muy voluminosas aunque la cantidad consumida de alimento haya sido pequeña. Si sueles tener la cara o las extremidades hinchadas, es posible que los síntomas desaparezcan, señal de que tu actividad intestinal se ha recargado de energía como consecuencia de la desintoxicación intracelular, impidiendo la acumulación de heces. Es posible que notes que no sólo pierdes peso y grasa corporal, también se equilibrarán tus niveles de colesterol, ácido úrico, glucosa y demás. Al despertar, deberás tener sensación de ligereza. Si rejuveneces tus células de esta manera, estarás más en forma y tendrás mayor vitalidad. Y todo ello sin demasiado esfuerzo.

La señal de que ha empezado el proceso de limpieza en el interior de las células

Como ves, el breve ayuno de Shinya no tiene que ver con hacer dieta o adelgazar, sino con limpiar la basura que hay en nuestras células para que nuestro cuerpo obtenga energía y el colon funcione mejor, lo cual tiene como resultado la eliminación eficiente de heces. Perder peso sólo es una consecuencia de haber mejorado la constitución del cuerpo. Las personas con sobrepeso que sufran síndrome metabólico pueden perder peso reduciendo calorías y haciendo ejercicio, pero mientras no desintoxiquen, sus células estarán expuestas al efecto rebote. Si no se traducen en una mejoría en las deposiciones y en la salud, los esfuerzos por hacer dieta son una pérdida de tiempo y energía.

En cuanto al método del ayuno matutino, existen otras versiones que puedes adoptar según te convenga. Lo importante es recordar que el objetivo del breve ayuno es propiciar un «estado de inanición» para activar la autofagia y que ésta pueda llevar a cabo la desintoxicación celular. Una vez entendido esto, cada uno puede hacer las modificaciones que considere al método Shinya para adaptarlo a su estilo de vida. Desde un punto de vista fisiológico, ayunar por la mañana es lo más viable. Sin embargo, si te resulta más conveniente hacerlo por la noche, y cenar sólo una porción de fruta, entonces puedes tomar un desayuno completo por la mañana. Lo fundamental es hacer quince horas de ayuno y sentir hambre. No tiene por qué ser por la mañana. Cuando te entre el hambre, intenta no ir a por comida. En lugar de ello, interprétalo como una buena señal y piensa: «mis células se están desintoxicando» o «la fuerza limpiadora (la enzima para rejuvenecer) se ha puesto a trabajar». Un aspecto esencial del método de miniayuno de Shinya consiste en ver el hambre como algo positivo.

Cuando tenemos hambre, las células se energizan y nos sentiremos más sanos y motivados.

El ayuno puede contribuir incluso a nuestro desarrollo personal y ayudarnos a prosperar laboralmente, si hemos de creer un conocido aforismo japonés que viene a decir, más o menos, que una buena deposición por la mañana hace que el resto del día vaya sobre ruedas. Y es cierto. Si antes de una reunión importante padeces diarrea o estreñimiento, ¿cómo vas rendir de forma adecuada en la misma? Si quieres mejorar tus competencias y alcanzar metas laborales, concéntrate en mejorar tu salud. En lugar de seguir dietas convencionales que requieren restringir la ingesta de calorías, hazme caso y practica el ayuno sabia y racionalmente. Así lograrás la salud y la energía necesarias para desarrollar al máximo tus capacidades.

A los ratones les funciona

Insisto: el propósito del breve ayuno de Shinya es limpiar tus células para que tu organismo funcione mejor, no restringir la ingesta calórica. Estudios científicos recientes demuestran que ayunar de quince a dieciséis horas, desde el momento en que se termina de cenar hasta el almuerzo del día siguiente, puede reducir la grasa corporal y mitigar problemas metabólicos, incluso si se consume la misma cantidad de calorías que se ingerirían sin ayunar.

En un estudio cuyos resultados se hicieron públicos en la revista digital *Cell Metabolism* en mayo de 2012, Satchidananda Panda, biólogo en el Salk Institute de La Jolla, y su equipo sometieron a grupos de ratones a dietas distintas durante cien días.

Los animales en ambos grupos recibieron alimentos altos en grasa y calorías. La mitad podía comer cuando quisiera y mordisqueaba intermitentemente durante el día y la noche. Los otros ratones tenían acceso a alimentos sólo durante ocho horas al día, cuando estaban más activos. Para los humanos, activos durante el día y relajados o dormidos durante la noche, esto sería similar al miniayuno que he descrito antes, sólo que sin nada de comida entre las siete de la tarde y las once de la mañana del día siguiente, con todo el consumo de alimentos concentrado en las ocho horas que van entre las once de la mañana y las siete de la tarde.

Los resultados que Panda y su equipo obtuvieron con los ratones del laboratorio fueron espectaculares. Aunque llevaron una dieta alta en grasas y en calorías, los ratones obligados a ayunar durante dieciséis horas adelgazaron casi tanto como los ratones en un grupo de control que recibieron una dieta más nutritiva y equilibrada. En cambio, los ratones a los que se permitió comer alimentos altos en grasa y calorías a cualquier hora terminaron obesos, pese a que consumieron igual cantidad de grasa y calorías en un mismo periodo de veinticuatro horas que los del grupo con restricciones de tiempo.

Y, como era de esperar, el sobrepeso no fue su único problema. Los ratones obesos desarrollaron colesterol alto, niveles elevados de azúcar en sangre, hígado graso y problemas metabólicos. Lo sorprendente fue que los ratones que comieron alimentos grasos y de alto contenido calórico pero se vieron forzados a ayunar durante dieciséis horas al día casi no mostraron señales de inflamación o trastorno hepático, y sus niveles de colesterol y azúcar en la sangre eran virtualmente idénticos a los de ratones que comieron alimentos normales bajos en calorías. Además tenían mayor vitalidad.

Cuando se les colocaba en una rueda para que hicieran ejercicio, mostraban mayor resistencia y mejor control motor que el resto de animales del experimento. Estos datos dieron a entender a Panda y a su equipo exactamente eso a lo que me refiero cuando hablo del ayuno breve y de la desintoxicación celular. Nuestro estómago, nuestro cerebro y nuestros intestinos necesitan interrumpir de vez en cuando la gestión de combustible; de lo contrario, podemos llevarnos a nosotros mismos a un estado de agotamiento metabólico. Esto, combinado con dietas altas en calorías y grasas, desemboca en aumento de peso, hígado graso, acumulación de colesterol en las arterias e hiperglucemia.

En los ratones que ayunaron dieciséis horas al día, las mediciones de hormonas de la digestión, colesterol y glucosa dieron a entender que las enzimas del hígado estaban trabajando intensamente para degradar el colesterol en ácido bílico. Panda informó de que las reservas del cuerpo de «grasa parda», que convierte las calorías adicionales en calor, eran amplias, y que el hígado dejó de producir glucosa. A medida que los ratones quemaban grasa, su temperatura corporal subía.

A pesar de estos resultados obtenidos en ratones, no te estoy sugiriendo que te alimentes exclusivamente de comida basura rica en grasa y en calorías y luego intentes compensar ayunando desde las siete de la tarde y saltándote el desayuno. Lo que comes importa. Si el breve ayuno de Shinya, que presentaré en mi libro *El factor microbio* se sigue varios días a la semana acompañado de otros hábitos nutricionales que aparecen al final de este libro, conocidos como «las siete reglas de oro para la buena salud», tu cuerpo tendrá un aspecto maravilloso y funcionará a pleno rendimiento.

Es posible liberar fuerzas latentes pasando un poco de hambre, pues el hambre lleva consigo una fuerza vital poderosa de la que no somos conscientes.

VI

Obesos, pero malnutridos

Vivimos en una época de abundancia y sin embargo hay muchas personas con deficiencias nutricionales. Tienen sobrepeso, pero también están malnutridas. Ello se debe a que la dieta de muchas personas se compone principalmente de alimentos de origen animal (carne, productos lácteos fabricados con leche de vaca) y cereales refinados (arroz blanco, pan y pasta de harina refinada). Las personas que siguen una dieta basada en alimentos de origen animal por lo general sufren deficiencias en: (A) agua y enzimas (B), minerales y vitaminas (C), fitoquímicos y fibra alimentaria. Mucha gente piensa que come suficientes verduras, pero lo más probable es que no las esté comiendo crudas. Cuando las verduras se cocinan, la mayoría de sus enzimas se destruyen. Las sustancias del grupo C, los minerales y las vitaminas que se encuentran en los cereales, también se destruyen al refinarlas. Por eso a veces creemos que estamos ingiriendo los nutrientes necesarios cuando en realidad tenemos deficiencias nutricionales.

Además, mucha gente está deshidratada. Yo recomiendo beber 2,5 litros de agua al día (aquí incluyo el agua contenida en los alimentos). Una ingesta insuficiente de agua constituye una deficiencia nutricional. En cuanto a los macronutrientes (carbohidratos, proteínas y grasa), pueden extraerse de productos animales, pero no necesariamente. Damos por hecho que en lo que comemos están presentes ciertas cantidades de nutrientes porque hemos leído en un libro o en una etiqueta que así es. En la práctica, al procesar los alimentos se pierde gran parte de su valor nutricional. Las ciencias de la alimentación convencionales rara vez cuestionan la calidad de la comida ingerida. En la dieta japonesa la fuente tradicional de carbohidratos ha sido principalmente el arroz, y hasta el periodo Edo el arroz no refinado o parcialmente refinado era el alimento básico. En la actualidad los japoneses consumen sobre todo arroz blanco. Del arroz blanco o refinado sin germen uno no puede esperar recibir la cantidad suficiente de minerales y vitaminas.

Pero es que además una dieta a base de arroz blanco aumenta el riesgo de contraer diabetes, ya que eleva los niveles de glucosa durante la digestión. Lo mismo sucede con panes y pastas hechos con harina de trigo refinada a la que se ha quitado el germen y el grano.

La dieta estadounidense es tan rica en pan blanco y pasta como la japonesa lo es en arroz. Además de estar hechos con harina refinada en exceso y con sus nutrientes mermados, algunos de los panes que venden en los supermercados contienen azúcar. En la mayoría de los casos se trata de azúcar refinada; a veces incluso es jarabe de maíz rico en fructosa en vez de azúcar. Panes, pasteles y galletas con azúcar refinada o jarabe de maíz rico en fructosa suben los niveles de glucosa tras una comida. También pueden contener aditivos y conservantes. La combinación de harina de trigo refinada y azúcar blanca es aún más dañina que el arroz blanco.

Reducir las calorías, si se ignora la calidad nutricional de los alimentos consumidos, carece de sentido. Recuerda que los alimentos que comes crean tu cuerpo, y que tu sangre, tus huesos y tu carne se mantienen con los alimentos que ingieres.

Reduce la ingesta de alimentos que generan basura en las células

No quiero confundirte hablando de las numerosas pegas de la mayoría de dietas, pero sí me interesa que entiendas que la obsesión por contar la cantidad de calorías que ingerimos puede llevarnos a desatender nuestras verdaderas necesidades nutricionales. En otras palabras, podemos estar consumiendo alimentos difíciles de digerir y absorber y que acumulan basura dentro de nuestro cuerpo. Las consecuencias típicas de esta basura son estreñimiento, células defectuosas o zombi y presencia de proteínas defectuosas dentro de las células. La desintoxicación de los intestinos y de las células por medio del miniayuno es necesaria, debido a la gran cantidad de basura que generan la dieta y el estilo de vida típicamente occidentales.

Personas de entre 30 y 40 años, en la flor de la vida, ya han acumulado basura en su cuerpo si han seguido la llamada «dieta americana». Algunos de nuestros adolescentes comen verdaderamente mal, pues consumen grandes cantidades de alimentos difíciles de digerir, como hamburguesas, patatas fritas y batidos. Si sufren dolores de cabeza, contracturas musculares, estreñimiento, diarrea, hinchazón, escalofríos, menstruación irregular, alergias o letargo, la causa, casi seguramente, es una acumulación de basura intracelular. Esta basura además no tiene por qué ser reciente, es probable que sea el resultado de hábitos alimentarios poco sanos desde la infancia.

Sé que me pongo vehemente cuando hablo de esto, pero es que mi propósito en la vida siempre ha sido ayudar a la gente a llevar una existencia larga y feliz, llena de energía y de buenos momentos. No pasa un día en que no vea las consecuencias de una dieta pobre y poco saludable. Enfermedades como la artritis, el cáncer, la diabetes, la demencia senil y el alzhéimer son, en mi opinión, resultado de la acumulación de proteínas y células defectuosas en nuestro organismo. Esto puede sonarte demasiado radical, pero tu futuro, el futuro de tus hijos y hasta el de los países y la economía mundial dependen de que abramos los ojos a esta realidad. Es imposible hacer frente al gasto en salud pública que supone una población crónicamente enferma. Pero es que además no debemos resignarnos a que nuestros conciudadanos pierdan energía creativa.

Es necesario hacer un esfuerzo por deshacerse de la basura acumulada cambiando nuestro estilo de vida, en especial la manera en que comemos. Yo recomiendo la reducción gradual del consumo de alimentos de origen animal, principales causantes de la acumulación de basura. A menudo oigo objeciones del tipo: «Si dejo de comer carne, me quedaré sin fuerzas» o «¿cómo renunciar a un buen chuletón» o «si dejo la carne, entonces ¿qué como?». No te estoy diciendo que renuncies a tu comida favorita. La palabra «renunciar» parece estar asociada a estrés o incomodidad. En lugar de eso, piensa en cambios graduales y en los beneficios que sacarás de cada uno de ellos.

Aprende a entender cómo funcionan las células y cada uno de los órganos de tu cuerpo. Adopta un estilo de vida que los ayude a funcionar de la manera para la que fueron creados. No sentirás estrés, sino emoción por la posibilidad de rejuvenecer. No tienes por qué resignarte a perder vigor o a enfermar más a menudo a medida que envejeces. En lugar de ello, puedes sentirte mejor y funcionar mejor conforme cumples años. Confío en que sigas mis recomendaciones con entusiasmo y que pruebes cada método en la convicción de que puede cambiar la naturaleza de tu organismo.

Cuando el hambre se convierta en una sensación ligeramente placentera, querrá decir que tu planta de reciclaje ha empezado a funcionar. La basura que hay en el interior de tus células se ha empezado a procesar. Tu salud y tu energía comienzan a mejorar.

VII

Obtén energía del poder de las plantas

¿Qué deberíamos comer para llevar una vida llena de energía y creatividad? En el capítulo anterior he explicado que es necesario proporcionar a nuestro organismo los nutrientes apropiados, incluso durante un periodo de ayuno. Estos nutrientes pueden dividirse en las tres categorías siguientes:

Grupo A	Agua, enzimas
Grupo B	Minerales, vitaminas
Grupo C	Fitoquímicos, fibra alimentaria

Los alimentos «perfectos» —los que contienen estos tres grupos en proporciones correctas— son: verduras, frutas, algas y otros alimentos de origen vegetal.

Las verduras y las frutas son alimentos extremadamente nutritivos

Los nutricionistas, médicos y otros expertos en salud a veces dan consejos que se contradicen entre sí, pero casi todos coinciden en una cosa: hay que comer frutas y verduras a diario. El consumo de una cantidad generosa de verduras y frutas es, de hecho, la clave principal de la buena salud. Porque los nutrientes que hay en la naturaleza, esos esenciales, que necesitamos para vivir, están concentrados en frutas y verduras.

Cuando comes verduras y frutas, estás recibiendo energía vital de las plantas. Es posible que te hayan enseñado que los alimentos de origen animal, como la carne, la leche y los productos lácteos, son más nutritivos que los de procedencia vegetal, como las hortalizas y frutas. Es cierto que los alimentos derivados de animales contienen proteínas y producen esa energía que tu cuerpo necesita, pero también contienen grasa animal y colesterol. El consumo excesivo de estas grasas y este colesterol tendrá un efecto adverso en tu corazón y tu sistema cardiovascular y, por ende, en todo tu cuerpo. Además, los alimentos de origen animal no contienen fibra, lo que afecta a la alimentación y conduce a la acumulación de desechos en los intestinos. Esta «basura» genera sustancias tóxicas que fomentan la propagación de bacterias perjudiciales, que a su vez propician un mayor deterioro de su tracto intestinal.

En cambio, los intestinos de la gente cuya dieta incluye una alta proporción de alimentos de origen vegetal están limpios, y en el colon hay una proporción correcta de bacterias «buenas». Gracias a la fibra alimentaria presente en los alimentos de origen vegetal, estas personas eliminan heces sin dejar residuos, y por tanto son menos propensas a sufrir estreñimiento y a generar basura.

He tenido ocasión de observar estos resultados mediante las colonoscopias que he realizado a miles de personas en los últimos cuarenta años. Al comparar las heces de ambos tipos de personas, la diferencia es obvia. Las heces de la persona que consume una alta proporción de alimentos de origen vegetal no tienen un olor desagradable, son más blandas y tienden a flotar en el agua.

La observación me ha convencido de que los alimentos de origen vegetal son superiores a los derivados de origen animal en cuanto a su poder de nutrir la vida humana y fomentar la salud, tanto de la mente como del cuerpo. Incluso creo que, a diferencia de lo que probablemente hayas escuchado, deberíamos subir su ingesta para aumentar así resistencia y vitalidad. Te animo a que lo intentes. Quizá para ello tengas que cambiar una forma de pensar que te han inculcado desde que eras niño.

Lo que te pido es que no te limites a ver las cosas tal y como las establecen las ciencias de la nutrición tradicionales, que asignan mayor valor a los alimentos de origen animal que a los de origen vegetal. Lo cierto es que hasta ahora los expertos en nutrición no han empezado a comprender el problema de las proteínas defectuosas, las células zombi sin reparar y la basura que almacena nuestro cuerpo. Ahora se cree, por ejemplo, que el alzhéimer lo puede causar la acumulación de proteínas defectuosas que bloquean caminos neuronales dentro el cerebro.

Quiero que tengas una vida larga y creativa aprendiendo a valorar el extraordinario poder y el agradable sabor del brócoli, la col rizada, la berza, las algas, las zanahorias, las manzanas, los arándanos y las peras. Las plantas son los superalimentos que te guiarán hacia un futuro saludable y libre de enfermedades.

El agua es un nutriente importante

Para entender el poder de las plantas, debemos examinar el trabajo de sus abundantes nutrientes, incluidos en los grupos A, B y C del esquema anterior. El agua y las enzimas componen el grupo A. Sobra decir que ambas son indispensables para la vida, pero, cosa extraña, la ciencia de la alimentación convencional les ha prestado escasa atención.

Piénsalo un momento. Al margen de lo equilibrados que estén los nutrientes en tu dieta, no podrías vivir sin agua y sin enzimas. Considerar el agua y las enzimas nutrientes esenciales y estudiar cómo dárselas a nuestro organismo de manera eficaz debería ser el fundamento de la dietética.

Empecemos por el agua. Cada día excretamos unos 2,5 litros de agua en forma de orina o de sudor. A menos que esta agua sea excretada correctamente, el estado de higiene interna de tu cuerpo se deteriorará con rapidez y sustancias tóxicas generadas dentro de los intestinos oxidarán la circulación de todo el organismo. Nuestras células no podrán desintoxicarse y renovarse por sí solas. Como resultado, puede que experimentes hinchazón, estreñimiento y dolencias varias.

Puede sonar paradójico, pero para curar el problema de la eliminación deficiente de agua es necesario aumentar la proporción y la calidad de ésta. El agua «buena» favorecerá la eliminación del agua contaminada dentro del cuerpo y fomentará la circulación óptima de los fluidos corporales. Cuando el flujo de tu cuerpo lo ha producido «agua buena», el fluido corporal sucio del interior de tus células será remplazado con fluido bueno y se activará su metabolismo de energía.

La mayoría sabemos que no podemos vivir sin agua, pero aun así no nos cuidamos de reponer el agua de nuestro organismo. Una de las razones por las que recomiendo el consumo de frutas y verduras frescas es que entre el 70 y el 80 por ciento de estos alimentos de origen vegetal es agua. Además de beber una gran cantidad de agua buena cada día, trata de hidratarte y come fruta fresca por la mañana o bebe zumo fresco hecho de hortalizas o frutas. Si tienes costumbre de comer bocadillos, sustitúyelos por frutas enteras.

He recomendado comer frutas como parte del breve ayuno de Shinya. Sólo con añadir más frutas enteras a tu alimentación puedes rejuvenecer las células de tu cuerpo. Eso sí, las frutas no deben tomarse de postre, pues al consumirlas tras una comida completa supondrán una ingesta excesiva de glucosa. Si comes fruta de treinta a cuarenta minutos antes de una comida, evitarás la ingesta excesiva de carbohidratos, como arroz o pan, durante la misma.

Una mala forma física puede deberse a la falta de enzimas en tu cuerpo

Quiero explicarte por qué las enzimas son nutrientes esenciales. Todas las actividades y las funciones de nuestro organismo dependen de las enzimas, que actúan como intermediarios en todas las reacciones químicas del cuerpo. El papel de estos intermediarios es de catalizador, sin el cual las reacciones químicas no se producen. Por ejemplo, las enzimas son necesarias para descomponer los nutrientes de los alimentos una vez en el estómago. Para descomponer la proteína y la glucosa se necesitan enzimas distintas. Son enzimas únicas por sus reacciones químicas respectivas, y no son intercambiables. Así, en el interior del cuerpo humano trabajan entre tres mil y cinco mil variedades de enzimas.

Estas innumerables reacciones químicas constituyen la vida física, y puede decirse que las enzimas son los impulsores de nuestra fuerza vital. Si no tuviéramos enzimas no podríamos mantenernos con vida, ni siquiera por unos segundos, porque participan en los procesos de digestión y absorción, descomposición de toxinas, respiración, movimientos físicos, actividad cerebral... En otras palabras, en todas las funciones vitales.

Sobra decir que las enzimas son esenciales para la desintoxicación de nuestras células, el tema de este libro. En la autofagia intervienen unas sesenta variedades de enzimas desintoxicantes a las que yo llamo «nuevas enzimas» o «enzimas para rejuvenecer». Gracias al trabajo de estas enzimas rejuvenecedoras, las células pueden limpiarse y repararse.

Puesto que estamos vivos, sabemos que estos miles de enzimas están trabajando dentro de nuestro cuerpo. Sin embargo, si nos falta energía o tenemos tendencia a caer enfermos, puede ser una indicación de que tenemos una cantidad insuficiente de enzimas o de que las que tenemos no están funcionando correctamente.

¿Qué podemos hacer, entonces, para apoyar el trabajo de nuestras enzimas? La respuesta es proporcionarles suplementos con los alimentos que ingerimos.

El propósito de ayunar no es restringir la ingesta calórica para perder el exceso de grasa corporal. El verdadero objetivo del ayuno es despertar una ligera sensación de hambre para poner en marcha tu planta de reciclaje activando tus enzimas para rejuvenecer. Al hacer esto, destruimos y reciclamos células zombi, limpiamos proteínas dañadas y desintoxicamos el interior de las células.

VIII

Deficiencia de minerales

Alrededor del 3 por ciento del cuerpo humano está compuesto por minerales. Éstos se clasifican principalmente en dos grupos: 1) macronutrientes y 2) micronutrientes.

El calcio es un ejemplo de macronutriente. De todos los minerales es el más necesario. Todos sabemos que el calcio forma nuestros huesos, pero, además, alrededor del 1 por ciento del calcio total de nuestro cuerpo lo utilizan nuestra sangre, nuestros nervios y músculos. Este 1 por ciento de calcio desempeña un papel esencial en el mantenimiento del organismo. Participa en varias actividades fisiológicas, como la coagulación de la sangre, la transmisión de impulsos nerviosos, la secreción hormonal y el fomento de un movimiento muscular óptimo, para nombrar sólo unas cuantas.

Si el cuerpo no consume suficiente calcio para hacer posibles estas funciones, lo buscará en los depósitos que hay en los huesos. Si la escasez de calcio en la dieta persiste, el depósito de calcio en los huesos disminuirá y causará huesos debilitados y, en última instancia, osteoporosis.

Pero mucho antes de que aparezca la osteoporosis el cuerpo da señales de alerta. Cuando hay deficiencia en la ingesta de calcio y las actividades del 1 por ciento de calcio están en peligro, la persona experimentará irritabilidad, ánimo decaído, fatiga y falta de motivación.

Los minerales no pueden generarse dentro de nuestro cuerpo, deben obtenerse de la comida. He elegido el calcio, un mineral popular, para dar un ejemplo que ilustre la función de los minerales dentro de nuestro cuerpo. Lo que digo sobre el calcio vale para todos los demás minerales. Cada uno tiene un papel distinto, pero todos son esenciales en la regulación de los procesos biológicos de la vida humana. La deficiencia de cualquiera de los minerales supone un riesgo para tu salud.

Esto también es cierto con los micronutrientes como hierro, cinc, cobre, yodo y selenio, aunque nuestras necesidades de los mismos sea mucho menor que las de macronutrientes como calcio, magnesio y potasio. No es que los macronutrientes sean más importantes que los micronutrientes. Cada uno cumple su función dentro del equipo de minerales que trabajan en nuestro organismo. Es importante proveer todos estos minerales y no concentrarse sólo en unos cuantos.

La buena noticia es que todos estos minerales se encuentran en buenas proporciones en alimentos de origen vegetal, como frutas, hortalizas, «verduras marinas» (alga, *hijiki, wakame,* etcétera), y en la sal marina sin refinar. Por favor, ten en cuenta que si tu dieta base sólo incluye arroz blanco y carne tendrás deficiencia de minerales.

Aliados contra el envejecimiento

Las vitaminas, nutrientes del grupo B, desempeñan un papel similar al de los minerales como reguladores de la vida. A diferencia de los minerales inorgánicos, las vitaminas están compuestas por múltiples componentes orgánicos, pero cumplen funciones similares a las de los minerales. Hasta ahora los científicos han identificado más de veinte variedades de vitaminas, como A, B (B1, B2, B6 y B12), C, D y E, cada una con su propia función.

Una de estas funciones es retirar la basura de nuestras células para reparar y rejuvenecer nuestro cuerpo. Esta basura puede llamarse «oxidación», yo la llamo «envejecimiento». Los efectos de la oxidación son visibles en el espejo; a medida que avanza, la piel se avejenta, arruga y cuelga. Este envejecimiento visible es señal de que la oxidación/el envejecimiento también está ocurriendo dentro del cuerpo. Al igual que la piel, nuestras venas, órganos y cerebros pierden sus características juveniles. Las propiedades antioxidantes en las vitaminas C, E y B son nutrientes esenciales para controlar este proceso de envejecimiento.

El proceso detrás de la oxidación

Cuando inhalamos, nuestros pulmones toman oxígeno del aire y lo llevan al torrente sanguíneo, desde donde llega a todas las células del cuerpo para convertirse en energía. Durante este proceso parte del oxígeno cambia y pierde un electrón. Esto significa que pasa de ser O_2 a ser O, y cada átomo de O es altamente reactivo ante las moléculas y los compuestos en nuestro cuerpo. Esto ocurre porque está desequilibrado y sale en busca del electrón que le falta. Los átomos de O se llaman radicales libres u oxígeno activo. Con frecuencia roban electrones a las proteínas del interior de nuestras células, de modo tal que las proteínas resultan dañadas y se convierten en sustancias defectuosas, en basura celular.

Los radicales libres pueden generarlos el estrés diario, las ondas electromagnéticas que emiten ordenadores o teléfonos móviles, la exposición excesiva a rayos ultravioleta y el tabaco, entre otras cosas. Dicho de otra manera, la vida moderna a menudo supone una amenaza para nuestra salud.

Existen unas enzimas especiales encargadas de hacer inofensivos estos radicales libres; sin embargo, cuando el estrés o la exposición a factores ambientales son crónicos, la tarea se vuelve inabarcable y las enzimas no pueden abordarla por sí solas.

Habrá quien diga que envejecer es el destino natural de los seres humanos, pero el proceso que acabo de describir no tiene nada de natural. El envejecimiento natural es resultado de un deterioro muy gradual del metabolismo de las células y de un deterioro funcional también muy paulatino. El proceso mediante el cual las células se oxidan por efecto de los radicales libres puede compararse con una enfermedad como el cáncer que va extendiéndose por el cuerpo de quien lo padece. Este tipo de envejecimiento no es inevitable y no debe ser considerado un proceso natural.

Podemos prevenir el envejecimiento prematuro si consumimos con regularidad alimentos ricos en antioxidantes. Incluso si el envejecimiento prematuro no es algo que te preocupe ahora mismo, incluyendo en tu dieta alimentos superantioxidantes, mejorarás y protegerás tu salud y aumentarás tu energía. Sencillamente te sentirás y funcionarás mejor.

La planta de la cúrcuma, cuyo nombre científico es Curcuma longa, *se emplea como remedio desde hace cuatro mil años. Se sabe que la raíz de la cúrcuma contiene polifenoles que reducen la inflamación y es un remedio natural para muchos problemas de salud, incluidos osteoartritis, artritis reumatoide e inflamación ocular. Más recientemente se han hecho estudios sobre la eficacia de la cúrcuma en la prevención del alzhéimer.*

La cúrcuma puede comerse como verdura. Añádela troceada a una ensalada o como sofrito a tu plato de verduras favorito. El té de cúrcuma es muy popular entre la población de Okinawa, la más longeva del mundo. Sus habitantes tienen una tasa muy baja de enfermedades asociadas con el envejecimiento, como alzhéimer, artritis, cáncer y dolencias coronarias. La cetona de frambuesa es un compuesto fenólico natural que da su aroma característico a las frambuesas.

En 2005 investigadores japoneses afirmaron que la cetona de frambuesa ayuda a descomponer las células de grasa, especialmente la acumulada en el hígado. En 2010 investigadores coreanos sugirieron que la cetona de frambuesa podría ayudar a incrementar la secreción por parte de las células grasas de una hormona llamada adiponectina que regula el procesamiento de azúcares y grasas en la sangre. Un ensayo reciente en China encontró que la cetona de frambuesa mejoraba la sensibilidad a la insulina y reducía el nivel de grasa en el hígado de ratones.

IX

La sabiduría curativa de las plantas

Los fitoquímicos son unas de nuestras herramientas más poderosas en la lucha contra el envejecimiento. Quizá no hayas oído hablar demasiado de ellos, pero son lo que da a los alimentos su sabor, aroma y aspecto.

Catequina, isoflavona y antocianina no son precisamente nombres que se escuchen a diario, y sin embargo son algunos de los fitoquímicos más importantes. Pertenecen a una categoría muy importante de sustancias químicas orgánicas, los polifenoles. El betacaroteno, la luteína y el licopeno están clasificados como carotenoides, que también son fitoquímicos importantes. Son los ingredientes responsables de los aromas fuertes, sabores amargos y colores brillantes de las plantas, y en la naturaleza hay más de diez mil variedades.

Estos polifenoles son algunos de los mejores antioxidantes que hay en la naturaleza. Cuando comemos plantas con colores brillantes y sabores y aromas atractivos, se ponen a trabajar en nuestro cuerpo para neutralizar todos esos radicales libres y convertirlos de nuevo en O_2, fuente de vida.

Los fitoquímicos dan a las plantas sus aromas y sabores únicos. Piensa que esas características reflejan la sabiduría de las plantas, pues les permiten protegerse de insectos, animales y hasta de la luz solar excesiva. Cuando ingieres los fitoquímicos de las plantas, estás ingiriendo también este vigoroso poder vital.

Desde un punto de vista nutricional, los fitoquímicos se consideran coadyuvantes de minerales y vitaminas. Piensa en ellos como un equipo muy competente de personas encargado de que una organización funcione y se mantenga a pleno rendimiento.

Polifenoles

Los últimos estudios sobre los polifenoles son muy interesantes. Un polifenol conocido como antocianina es la sustancia que da color a una fruta o verdura. Seguro que alguna vez te han aconsejado elegir la fruta más brillante porque es la de mejor calidad. Aunque la fruta más brillante por lo general tendrá mejor sabor, este consejo también es bueno por otra razón. Cuanto más oscuro sea su color, más rica en polifenoles será la fruta.

Un polifenol es el antioxidante con que cuentan las plantas, su instrumento para protegerse de los radicales libres o el oxígeno reactivo. Existe incluso una prueba de laboratorio que permite medir cómo de fuerte es el poder de protección de cualquier planta. Se llama la prueba de capacidad de absorción de radicales de oxígeno (ORAC, por sus siglas en inglés) e indica el potencial antioxidante de los alimentos.

Las frutas azules obtienen una puntuación muy alta en la escala ORAC. Arándanos, ciruelas y uvas negras demuestran tener capacidades especiales para reducir la inflamación al eliminar los radicales libres/el oxígeno reactivo. La reducción de la inflamación tiene un efecto profundo en la protección frente a las enfermedades coronarias. ¿Te decía tu madre que comieras zanahorias porque son buenas para la vista? Los polifenoles en las zanahorias pueden mejorar la visión nocturna y ayudar a prevenir cataratas. También hay indicios de que los polifenoles retrasan el proceso mediante el cual la piel se arruga, además de otros efectos antienvejecimiento.

Una de las principales razones para consumir muchas frutas y verduras ricas en polifenoles son las investigaciones que demuestran que los polifenoles de origen vegetal pueden desencadenar la apoptosis, el proceso antes mencionado mediante el cual el cuerpo recicla células y proteínas defectuosas. La apoptosis contribuye a limpiar ese residuo pegajoso o placa obstructiva de proteína defectuosa que hay en el cerebro y que es el causante de la demencia senil, enfermedad de Parkinson y el alzhéimer.

Los llamados «superalimentos», en especial las bayas que crecen en condiciones extremas, como la baya maqui de los Andes de Perú y la goji de la cordillera del Himalaya, en Asia, son poderosos justamente por las dificultades a que se enfrentan para sobrevivir. Su color oscuro las protege de la baja densidad atmosférica y de las radiaciones ultravioleta del sol en las regiones elevadas en las que crecen. Esta protección por medio de polifenol se acumula en las células de estas superplantas y, cuando las comemos, el superpoder se transfiere a nosotros y sirve para limpiar nuestras células.

En 2005 investigadores japoneses encontraron que la cetona de frambuesa, compuesto fenólico natural que da a las frambuesas su aroma, también puede ayudarnos a perder peso. Los estudios japoneses y otros posteriores realizados por investigadores coreanos indican que el ingrediente «aroma» de las frambuesas estimula una hormona que regula el procesamiento de azúcares y grasas en nuestras células, favoreciendo la descomposición de la grasa.

La cúrcuma, esa especia que da su color amarillo brillante a la mostaza, es un fenol que empieza a cobrar fama por sus superpoderes. La cúrcuma *(Curcuma longa)* puede bloquear la formación de betaamiloide, esa placa viscosa que provoca el alzhéimer. Los habitantes de Okinawa, en Japón, viven muchos años; son de hecho los más longevos del mundo. También tienen una tasa muy baja de alzhéimer y cáncer. El estilo de vida de los okinawenses ha sido estudiado por investigadores de casi todo el mundo, pero creo que hay dos razones para su buena salud. La primera es la costumbre de «comer de menos», lo cual significa dejar de comer antes de estar saciado. La segunda razón, me parece, es su afición al té de cúrcuma. Es posible que sus propiedades antiinflamatorias y antioxidantes protejan a los okinawenses de enfermedades relacionadas con determinado estilo de vida como alzhéimer, artritis y cáncer, que tiene una alta incidencia en otros lugares.

La cúrcuma es una raíz de la familia del jengibre. Nuevas investigaciones muestran que los curcuminoides, el ingrediente activo en la cúrcuma, pueden estimular la apoptosis para destruir células cancerígenas. También se ha observado que los curcuminoides presentes en la cúrcuma pueden detener el avance de la leucemia.

Son muchos los ensayos que sugieren que una taza de té de cúrcuma puede ayudar a prevenir el alzhéimer, al reducir los depósitos de proteínas defectuosas en el cerebro. También hay indicios de que la cúrcuma puede ralentizar el progreso de la esclerosis múltiple.

La cúrcuma tiene un profundo efecto antiinflamatorio y su consumo continuado puede ofrecer alivio a quienes sufren de artritis. Todo apunta, por tanto, a que incorporar cúrcuma a la dieta tiene múltiples beneficios. Las personas con historial de cálculos renales, sin embargo, deben tener cuidado a la hora de tomar cúrcuma como suplemento alimenticio, pues puede causarles complicaciones.

Limpia tus intestinos con fibra

La fibra alimentaria abunda en las plantas. Estas fibras son difíciles de digerir, y por tanto son nutrientes indispensables en la limpieza de los intestinos. Las encontramos sobre todo en el arroz integral, en los cereales integrales y en las judías.

Soy de la opinión de que en la actualidad la mayoría de la gente padece estreñimiento. Los productos lácteos y la carne lo fomentan, principalmente porque carecen de fibra. Yo siempre digo que el estreñimiento altera el equilibrio entre mente y cuerpo e inhibe nuestra energía y nuestro sistema inmune. La fibra alimentaria, que se encuentra sobre todo en alimentos de origen vegetal, es una de las soluciones a este problema.

Las plantas son los superalimentos que nos guiarán hacia un futuro sano, libre de enfermedades.

X

La dieta de Shinya

En este libro he tratado de explicar cómo trabaja la fuerza vital de las plantas y cómo fomenta nuestra salud. He querido que tengas esta información a modo de conocimiento básico. Sé que es difícil retener todos los detalles de cómo funciona el cuerpo. Para que te resulte más fácil cambiar las cosas, concéntrate en dos sencillos hábitos. Te animo a que adoptes el método Shinya del miniayuno y aumentes la presencia de alimentos de origen vegetal en tu dieta.

Tras años de observar los intestinos de mis pacientes mediante colonoscopias, recomiendo encarecidamente una dieta compuesta de un 85 por ciento de alimentos de origen vegetal y un 15 por ciento de alimentos de origen animal. En otras palabras, el 85 por ciento de tu ingesta de calorías debería proceder de alimentos de origen vegetal y sólo el 15 por ciento de alimentos de origen animal (carne y lácteos). Para quienes creen que la carne nos da fuerza, esta propuesta puede resultar chocante. Pero lo que estoy diciendo es que cuantas más verduras y frutas frescas consumas, más energía vital y poder de las plantas ingerirás. Reducir la proporción de consumo de carne y lácteos no te hará perder musculatura, tampoco te provocará debilidad. Antes bien, unido al breve ayuno, es el mejor método para activar las células y lograr el rejuvenecimiento.

Si no tienes muy claro por dónde empezar, te sugiero que lo hagas con el breve ayuno. Mientras estés ayunando —y también en otros momentos— bebe mucho «agua buena» (la Kangen es mi preferida) y dale enzimas a tu cuerpo comiendo frutas enteras en la mañana. Para la comida y la cena recomiendo ensalada, tubérculos y arroz integral, un cereal sin refinar de lo más saludable. Es posible que cuando leas «frutas y verduras» no pienses en los cereales. Pero el cereal es un alimento de origen vegetal. El arroz contiene todos los nutrientes de los grupos A-C. También es una excelente fuente de fibra alimentaria. Si sustituyes el arroz blanco y las harinas refinadas por cereales integrales, verás que tus deposiciones mejoran, lo que tendrá como resultado la limpieza a fondo de tus intestinos.

A medida que aumentes el consumo de arroz integral con todos sus nutrientes, te sentirás mejor tanto física como mentalmente. Y por sorprendente que te parezca (aunque no tiene nada de extraño), sentirás menos deseos de comer carne. Si sigues esta dieta de tres a seis meses, es posible que termines prefiriéndola a la que hacías antes.

Las máquinas de vapor para cocinar arroz tienen hoy día una opción para el arroz integral, y no es difícil. Los argumentos de que el arroz integral no es tan sabroso como el blanco o es más complicado de cocinar a menudo son resultado de los prejuicios de gente que no quiere cambiar y que no lo ha probado. Una vez te acostumbres a comer arroz integral, estarás proporcionando a tu organismo una base de nutrientes indispensables. En cuanto al 15 por ciento de alimentos de origen animal, recomiendo el pescado antes que la carne, y consumir ésta sólo de forma ocasional, o nunca.

De ser posible, haz una comida que consista en arroz integral y verduras dos o tres veces a la semana y observarás una mejoría de tu estado físico y mental.

Por qué los humanos tenemos treinta y dos dientes

Una de las pruebas más claras de que la dieta equilibrada ideal del ser humano debe estar compuesta de un 85 por ciento de alimentos de origen vegetal y un 15 por ciento de alimentos de origen animal es la dentadura. Los dientes son el indicador del tipo de alimentación que cada especie necesita. Por ejemplo, los animales carnívoros tienen dientes muy afilados, caninos, diseñados para arrancar la carne de los huesos de sus presas. En cambio, los herbívoros tienen dientes como los incisivos, delgados y cuadrados, apropiados para morder plantas. También tienen molares, con los que trituran la planta una vez la tienen dentro de la boca.

Examinar los dientes de un animal para juzgar cuál sería su dieta más apropiada puede sonar descabellado, pero de hecho no es una idea nueva. Son muchos los que en el pasado han asegurado que existe una conexión profunda entre el tipo de dentadura y la dieta ideal.

Los seres humanos tenemos un total de treinta y dos dientes (incluyendo las muelas del juicio), repartidos de la siguiente manera: dos pares de incisivos (dientes frontales) arriba y dos abajo; un par de caninos arriba y un par abajo, y cinco pares de molares arriba y cinco abajo. Así, hay ocho incisivos para morder plantas (2 × 2 × 2), veinte molares para moler plantas fibrosas (5 × 2 × 2) y sólo cuatro caninos para arrancar la carne adherida a huesos (1 × 2 × 2). La proporción de dientes diseñados para comer alimentos de origen vegetal frente a la de los diseñados para alimentos de origen animal es de siete a uno. De ahí mi recomendación de que el 85 por ciento de los alimentos que consumas sean de origen vegetal.

Para el miniayuno de Shinya es esencial ver el hambre como algo positivo.

XI

El hambre es sana

Todos sabemos que las proteínas se encuentran en la carne, el pescado y las legumbres, y también sabemos que son necesarias para todos los tejidos y los órganos de nuestro cuerpo. Sin embargo, pocos conocemos cuál es la mejor manera de incorporar este nutriente a nuestra comida diaria. Seguramente piensas que la carne es la mejor fuente de proteína, pero, como ya he dicho, esto no necesariamente es así.

La proteína está compuesta por aminoácidos. La proteína procedente de la ingesta de alimentos se descompone en aminoácidos, por lo que sería más preciso afirmar que la proteína se sintetiza dentro del cuerpo. Durante el proceso de síntesis, múltiples aminoácidos se unen en una cadena no ramificada. Para serle útil al cuerpo, esta cadena larga y no ramificada debe doblarse en un patrón tridimensional muy preciso. Cuando este proceso complejo sale mal, las proteínas se doblan incorrectamente y se crean cúmulos de proteína inútiles y hasta peligrosos.

Recuerda, ya te he hablado de las chaperonas moleculares, es decir, de aquellas enzimas que depositan proteínas defectuosas e inútiles en una bolsa para la digestión o cubo de la basura llamado lisosoma. La función de la chaperona molecular es ayudar al proceso de síntesis fabricando proteína. Lo consigue ajustando las posiciones de los aminoácidos para que queden alineados correctamente mientras se doblan. A pesar de los esfuerzos de las chaperonas moleculares, es inevitable que se genere algo de proteína defectuosa. No podemos mantener la vida sin recibir proteína de los alimentos y, a la vez, a menos que recibamos las proteínas de forma adecuada, acabaremos por generar montones de proteína defectuosa, o basura, en el interior de nuestras células.

La planta de reciclaje de nuestro cuerpo, la autofagia, puede hacer frente a algunas de estas proteínas defectuosas y las resintetizará en proteínas utilizables, pero si la cantidad de proteínas defectuosas sigue aumentando, no podrá seguirle el ritmo.

La proteína, indispensable para la salud del cuerpo, sintetizada incorrectamente puede dañar la función de nuestras células y poner en riesgo la fuerza vital. Ya ves lo importante que es minimizar la generación de esta basura de proteína defectuosa.

Lo que comas tiene mucho que ver con cuánta proteína defectuosa se genera. Por eso quiero enseñarte a comer de manera que se minimice la generación de esta proteína defectuosa. A medida que cambies tu alimentación, la proteína defectuosa se irá reduciendo. El breve ayuno de Shinya puede potenciar el proceso de desintoxicación que se produce en el interior de tus células.

Me he centrado en las funciones de la proteína, que es un nutriente indispensable para el cuerpo y a la vez capaz de deteriorar la eficiencia de las células. Si entendemos la relación entre la proteína y nuestras células, podemos elegir una manera más inteligente de obtener la proteína que necesitamos.

Un alimento de origen vegetal con más proteína que la carne

A continuación se relacionan alimentos ricos en proteínas:

- Alimentos de origen animal: carne (vacuno, cerdo, aves de corral, etcétera), pescado, huevo, productos lácteos.

- Alimentos de origen vegetal: legumbres, cereales, algas, frutos secos y semillas.

Si te preguntaran qué alimento de esta lista tiene el contenido más alto de proteínas, probablemente dirías que la carne roja; sin embargo, cien gramos de pescado o de legumbres tienen tanta proteína como cien gramos la carne roja. En general, estos alimentos contienen de quince a veinte gramos de proteína por cada cien gramos. Esto también puede que te sorprenda, pero si nos guiamos por porcentajes, el tofu seco o las algas desecadas tienen una cantidad mayor de proteína que la carne, el pescado o las legumbres.

Quizá te preguntes entonces por qué se recomienda la carne como la mejor fuente de proteína. Es por los aminoácidos que ya he descrito. La carne contiene las nueve variedades de aminoácidos en la proporción correcta, y esto ha llevado a recomendar su ingesta como una buena fuente de proteínas. En las ciencias de la alimentación a esto se le llama alimento con fórmula alta de aminoácidos o de puntuación alta en aminoácidos. En este sistema los alimentos de origen animal reciben una puntuación de cien, mientras que los alimentos de origen vegetal, que no contienen determinados tipos de aminoácidos esenciales, sólo reciben una puntuación de alrededor de ochenta. Dado que la carne tiene la puntuación más alta de aminoácidos, muchos nutricionistas han recomendado tradicionalmente su consumo como fuente de proteína.

Este concepto de aminoácidos ha propiciado un aumento del consumo de carne en los últimos sesenta años. En este libro intento explicar que lo verdaderamente importante es la manera en que los alimentos son digeridos y absorbidos en nuestros intestinos, y no si su puntuación en aminoácidos es alta. Muchas personas experimentan cierta incomodidad tras consumir una gran cantidad de carne. Pueden padecer estreñimiento, deposiciones con mal olor, flatulencia y reflujo. No hace falta una colonoscopia para conocer la causa de estos síntomas. Provienen de las dificultades que el cuerpo tiene para digerir la carne. Hay basura acumulada en los intestinos, lo cual crea gases dañinos. La ingesta de proteína con alimentos de origen vegetal, en cambio, no causa mal olor. No todas las heces tienen por qué oler mal, pero las que proceden de intestinos sucios y obstruidos son de verdad desagradables.

Incluso si ganas masa muscular y rindes mejor en los deportes, se trata de una mejoría temporal que no sirve de nada si tus intestinos están sometidos a estrés y llenos de basura, que a su vez se convertirá en basura dentro de tus células, causando el inevitable declive en la salud de tu mente y tu cuerpo.

Las proteínas de los alimentos de origen vegetal, como legumbres y cereales integrales, no deterioran las características intestinales, siempre y cuando no se consuman en cantidades excesivas. Es posible que a algunos les preocupe la falta de ciertos aminoácidos esenciales en los alimentos de origen vegetal. Bastan unos conocimientos básicos de nutrición para ver que esta deficiencia puede compensarse con facilidad combinando diferentes tipos de alimentos de origen vegetal. Recuerda, los aminoácidos esenciales no son los únicos nutrientes que nuestro cuerpo necesita. Cuando se pone demasiado énfasis en un nutriente específico, se pierde la visión global de la salud del cuerpo.

La deficiencia de aminoácidos esenciales provocará problemas a la salud, pues nuestras células están compuestas en su mayor parte de proteínas. Los aminoácidos esenciales no pueden generarse internamente, así que es importante obtenerlos de manera eficiente de los alimentos que comemos.

La pregunta, entonces, es qué deberíamos comer para consumir proteínas que no sean de origen animal, las cuales generan demasiada basura en nuestras células y nuestros intestinos. La combinación de arroz integral (cereal) con granos de soja (legumbre) tendrá como resultado un valor alto de aminoácidos. Si a este arroz integral le añadimos azuki, judías pintas, mijo, etcétera, la cantidad de proteína se incrementará. Y si además incorporamos pescados pequeños (anchoas, sardinas) y algas, estaremos consumiendo una cantidad adecuada de proteínas y la puntuación de aminoácidos será la máxima. No necesitas comer carne, que como hemos visto tiene efectos adversos para la salud intestinal.

Puede ser difícil preparar una comida completa siguiendo todas mis recomendaciones, pero sí puedes incorporar el arroz integral con legumbres a tu dieta y convertirlo en la base de muchas de tus comidas. Si no tienes costumbre de cocinar y comes mucho fuera de casa, al menos prepara este arroz rico en proteínas con una legumbre y complétalo con unas verduras para llevar a modo de guarnición. Si reduces las comidas fuera de casa y pruebas los alimentos que te sugiero de dos a tres veces por semana, apreciarás una mejora gradual de tu salud.

El arroz integral, los granos de soja y otros cereales constituyen una dieta rica en minerales, vitaminas y fibra alimentaria y con abundantes proteínas de alta calidad y origen vegetal. Basta con sustituir el arroz blanco por arroz integral para que tu tránsito intestinal mejore. El arroz integral ayuda a ir al baño de forma regular porque es rico en fibra. Para una desintoxicación eficiente de los intestinos, practica el ayuno matutino al estilo Shinya y luego come y cena a base de arroz integral.

¿Por qué los japoneses tienen intestinos más largos?

Probablemente sabes que la dieta tradicional japonesa se basa en alimentos de origen vegetal (con proteínas derivadas de plantas). Una dieta de este tipo mejora la calidad de las deposiciones y no supone una carga excesiva para los órganos digestivos, porque los nutrientes que contiene tardan más tiempo en ser absorbidos en los intestinos. No hay necesidad de digerir o absorber la comida de forma inmediata. Los japoneses han desarrollado los intestinos más largos en el mundo porque su dieta tradicional ha consistido sobre todo en alimentos de origen vegetal, que tardan más en transformarse.

El arroz integral tarda más tiempo en digerirse que el arroz refinado, despojado de la fibra y el germen. Por esta razón, y a diferencia del arroz o del pan blanco, no eleva de golpe los niveles de glucosa durante la digestión. Un progreso lento equivale a un progreso eficaz, y esto, como veremos, sirve también para masticar los alimentos. La digestión lenta es una digestión fácil y ayuda a estabilizar los niveles de azúcar en la sangre, lo cual permite tener unas reservas continuas de energía.

Es más importante absorber nutrientes de manera eficaz que obtener mucha energía de golpe y de manera temporal. Aumentar la ingesta de alimentos de origen vegetal te ayudará a alcanzar este objetivo.

Las proteínas se componen de aminoácidos. La proteína de la ingesta de alimentos se descompone en aminoácidos, por lo que sería más exacto decir que la proteína se sintetiza dentro de nuestro cuerpo. Durante este proceso de síntesis, múltiples aminoácidos se juntan en una cadena sin ramificaciones. Para serle útil al cuerpo, esta cadena debe doblarse en un patrón tridimensional específico. Cuando este proceso complejo falla, las proteínas se doblan de forma incorrecta, lo cual produce cúmulos inútiles o hasta peligrosos de proteínas.

XII

Haz un cambio sencillo y gradual

Como hemos visto, tomar una combinación de arroz integral y granos de soja es una buena manera de absorber aminoácidos esenciales sin recargar excesivamente los intestinos. Sin embargo, es posible que te resulte difícil pasarte a una dieta a base de arroz integral, soja, frutas frescas y verduras. Esto les ocurre especialmente a quienes están acostumbrados a comer grandes cantidades de carne. Si quieres mejorar tu salud o incrementar tu energía diaria sin necesidad de cambiar tu alimentación de un modo radical, mi consejo es que prepares tus comidas de manera que estén compuestas de fuentes de proteínas según este orden de importancia:

1. Legumbres
2. Pescado
3. Carne

Respecto a las legumbres, ya he recomendado comer arroz integral con granos de soja. Otros alimentos de soja que recomiendo son el tofu, el tempe, la soja fermentada y el tofu seco. Habrá a quienes les dé pereza tener que poner los granos de soja a remojo y después cocinarlos. También es cierto que aumentar el consumo de granos de soja puede ser difícil si no se es creativo a la hora de encontrar maneras interesantes de servirlos. Te será más sencillo en cambio incluir *natto* o tofu en tu menú, dado que no requieren demasiada cocción. A los que no quieren cocinar, les recomiendo pedir pescado siempre en vez de carne en los restaurantes.

El pescado tiene aproximadamente el mismo número de aminoácidos que la carne roja y es buena fuente de proteínas. Hacerlo a la parrilla es sencillo y no requiere excesiva manipulación (hay a quienes no les gusta tocar o limpiar pescado). Si comes fuera, pídelo siempre a la parrilla o a la plancha, nunca frito. Tengo muchas más sugerencias para una dieta ideal, pero no quiero que parezca demasiado complicado. Es más importante que empieces de manera sencilla a cobrar conciencia de lo que comes.

Algunas personas son de constitución delicada y les cuesta ganar peso, aunque coman más. Si estas personas adoptan de un día para otro una dieta vegetariana, pueden sufrir deficiencia de proteínas y enfermar. Sin embargo, sustituir la carne roja por pescado puede beneficiar a todos. Es importante empezar de la forma que cada uno pueda.

Una de las maneras de comprobar si tus cambios de dieta funcionan es observar las deposiciones. Si no vas todos los días al cuarto de baño o si tus heces son demasiado duras, o si te cuesta evacuar, es señal de que todavía te queda trabajo por hacer en cuanto a dieta y estilo de vida. Incluso si vas al baño todos los días, es posible que tengas heces impactadas. Hay personas que han experimentado una mejoría en su salud después de expulsar heces duras como piedras o negras y acuosas. Recuerda que las deposiciones son un indicador de la salud del cuerpo y la mente y la manera más rápida de ver los resultados de elegir el camino adecuado para la obtención de las proteínas que tu cuerpo necesita.

Las consecuencias de comer demasiado pescado

Hay muchas razones para preferir el pescado a la carne. En primer lugar y como hemos visto, el pescado es tan bueno como la carne en cuanto a aminoácidos esenciales.

Además es una excelente fuente de grasas «buenas» que no se encuentran en la carne. Quizá te suenen nombres como EPA (ácido eicosapentaenoico) y ADH (ácido docosahexaenoico). Son grasas buenas, omega 3, que ayudan a que la sangre fluya correctamente. El omega 3 también reduce el nivel de triglicéridos, es decir, de grasas «malas». Uno de los problemas de comer carne roja y de ave es que sus grasas espesan la sangre y ralentizan su circulación. Resulta evidente, por tanto, que el pescado es la elección más sana, preferible a cualquier carne.

Durante los años que llevo ejerciendo he podido comprobar que la salud intestinal de aquellas personas cuya principal fuente de proteína es el pescado es considerablemente mejor que la de los consumidores de carne. La gente que consume pescado con regularidad rara vez tiene divertículos. Podría decirse que la diverticulitis es un indicador de mala salud intestinal. Si no se trata, puede dar lugar a pólipos intestinales o cáncer, pues los desechos y las sustancias tóxicas tienden a acumularse. No podemos ignorar el hecho de que los divertículos se dan más en quienes consumen mucha carne. En el pasado los japoneses acostumbraban comer arroz integral, legumbres y tubérculos, así como pescado fresco; en otras palabras, hacían una dieta equilibrada y rica en nutrientes sin necesidad de carne. Hoy, muchos japoneses ignoran esta información.

Hasta ahora he hablado de los méritos del pescado. Sin embargo, comerlo entraña también un riesgo grande. Me refiero a la contaminación de los mares. Los pescados grandes, como el atún, contienen niveles elevados y peligrosos de mercurio. Quienes comen mucho atún deben saber que se sospecha que el mercurio puede tener graves efectos en el sistema nervioso. En la ecología marina, los peces pequeños son presa de los medianos, y los medianos, de los grandes. Estos últimos, por lo tanto, almacenan gran cantidad de depósitos no descompuestos de mercurio. El efecto último del mercurio sobre el cuerpo humano está todavía por determinar. Sin embargo las autoridades recomiendan que las mujeres embarazadas no consuman más de entre ochenta o cien gramos de atún, pez espada u otro pescado grande a la semana. Esta recomendación es consecuencia del efecto adverso que puede tener el mercurio en el feto. Claro que sus propiedades tóxicas no son un peligro sólo para los nonatos. El mercurio, incluso en cantidades pequeñas, es una toxina peligrosa.

Si eliges el pescado como tu fuente de proteína, debes tener en cuenta el problema del mercurio y tratar de minimizar la ingesta de pescados grandes. En su lugar, elígelos de menor tamaño, como sardinas, anchoas, arenque o caballa. Los peces pequeños además son buena fuente de calcio.

Nos enfrentamos a la contaminación de los océanos, un problema que no podemos solucionar de manera individual ni con facilidad. Sí podemos, en cambio, incrementar la ingesta de pescado y minimizar la de carne para mejorar nuestro estado físico. Espero que te animes a organizar el aporte proteínico de tus comidas según esta escala de prioridades: primero, legumbres; luego, pescado y, en último lugar, carne.

La salud intestinal de los estadounidenses está más deteriorada de lo que mucha gente cree. Las investigaciones antienvejecimiento más recientes y sugerentes corroboran lo que ya he explicado sobre la responsabilidad de las «células zombi» y la acumulación de proteína defectuosa en la aparición de demencia senil, alzhéimer y otras enfermedades propias de la edad avanzada.

XIII

Los peligros de los lácteos

Ya que estamos hablando de proteínas, permíteme un breve comentario sobre la leche de vaca, que en general se recomienda como fuente de proteínas y calcio. Yo creo que beber leche puede representar un gran riesgo para tu salud. Si continúas bebiendo leche a diario porque crees que es beneficiosa, puedes estar contribuyendo al deterioro de tu salud intestinal. Si éste es el primer libro mío que lees, es posible que esta afirmación te sorprenda, pero hay muchos problemas con la leche que no deben pasarse por alto.

En primer lugar, puedo afirmar, dada mi experiencia clínica, que los intestinos de quienes consumen productos lácteos como leche, mantequilla, queso, yogur y nata son menos sanos (y menos jóvenes) que los de quienes no los consumen. Con esto quiero decir que sus intestinos están gruesos, endurecidos y la peristalsis está inactiva. Se nota con sólo tocar el abdomen del paciente. Este síntoma es idéntico al de quienes comen mucha carne.

En muchos casos, personas que sufren enfermedades intestinales (colon irritable o estreñimiento crónico) o síntomas alérgicos (dermatitis atópica, alergia al polen) han experimentado una mejoría tras restringir su consumo de carne, leche y otros productos lácteos.

Para la producción de leche a gran escala, las vacas con frecuencia se encierran en pequeños establos, donde no pueden hacer ejercicio y donde se las alimenta a base de pienso concentrado. Muchas de estas vacas enferman. Además, el 99 por ciento de las vacas son inseminadas artificialmente a los sesenta días de haber dado a luz y mientras están produciendo leche. Esta práctica se considera necesaria para una producción eficiente. Cuando las vacas se quedan preñadas, aumenta la densidad de la hormona femenina presente en su sangre. La leche de las vacas preñadas también contiene una gran cantidad de hormonas femeninas. De acuerdo con las investigaciones de Akio Sato, profesor honorario en la Universidad Médica de Yamanishi, las hormonas femeninas en la leche de vaca no se degradan durante la esterilización con calor. Por tanto, estamos ante una situación alarmante. La mayoría de la leche en el mercado contiene excesivas hormonas femeninas. Esa leche que contiene la hormona femenina es la misma que se da a los niños en las escuelas. Antes de la pubertad los niños están ingiriendo hormonas femeninas, pues se les anima a tomar leche «porque es muy sana». Pero ¿puede tanta hormona femenina hacerles bien?

Muchos productos lácteos se emplean como ingredientes en galletas y pasteles. En las cafeterías se sirve café con leche, el capuchino, el *latte* y otras combinaciones de café y productos lácteos. Mucha gente consume yogur a diario porque piensa que es bueno para la salud. Sumadas, todas esas raciones adicionales de productos lácteos pueden representar un exceso de leche en la dieta diaria.

Mi primer libro, *La enzima prodigiosa*, incluye más información al respecto. Creo que la actual dieta occidental, con su elevado consumo de leche, está creando muchos problemas de salud tanto en Estados Unidos como en Japón. El descenso de la tasa de natalidad en Japón se debe, en mi opinión, al incremento en el consumo de productos lácteos, y en Estados Unidos bien puede ser la causa del aumento de incidencia de cáncer de mama y próstata.

Los productos lácteos pueden tomarse ocasionalmente, pero conviene abstenerse de su consumo diario. Si una receta incluye leche, puedes sustituirla por leche de soja o de arroz, dado que ambas proporcionan proteína de origen vegetal. Cambiar la leche de vaca por la de soja (hecha a base de soja y sin aditivos) es una forma inteligente de consumir proteínas.

¿Qué debemos consumir para obtener proteínas que no sean alimentos de origen animal, las cuales crean demasiada basura en nuestras células y nuestros intestinos? La combinación de arroz integral (cereal) con granos de soja (legumbre) tendrá como resultado un valor alto de aminoácidos. Si al arroz integral le añadimos azuki, *judías pintas, mijo, etcétera, la cantidad de proteína se incrementará. Y si además incorporamos pescados pequeños (anchoas, sardinas) y algas, estaremos consumiendo una cantidad adecuada de proteínas y la puntuación de aminoácidos será la máxima. No necesitas comer carne, que como hemos visto tiene efectos adversos para la salud intestinal.*

XIV

El cofre del tesoro de colágeno

Si toda esta información sobre los problemas asociados con comer ciertos alimentos te ha desanimado, te alegrará saber que hay una excelente noticia relativa a los efectos positivos de algunas fuentes de proteínas. El colágeno, del que hemos escuchado hablar por el efecto rejuvenecedor que tiene sobre la piel, está compuesto de proteínas, y hay alimentos ricos en aminoácidos a partir de los cuales se crea y mantiene el colágeno. Quizá te sorprenda saber que los pescados de pequeño tamaño y los granos de soja son excelentes fuentes de estos aminoácidos.

Antes de hablar de la relación entre estos pescados de pequeño tamaño, los granos de soja y el colágeno, quisiera comentar lo importante que este último es para el organismo. Ya he dicho que el colágeno favorece una piel bella, pero también es estupendo para muchas otras partes del cuerpo que no se ven en el espejo, como huesos, articulaciones, músculos, tendones y venas.

Sabemos que los huesos están hechos de calcio. Si comparamos los huesos con la construcción de un edificio, el calcio sería el hormigón, mientras el colágeno sería el equivalente a las vigas de acero. Los ligamentos, que conectan los huesos, y los tendones, que conectan los huesos y los músculos, están hechos principalmente de colágeno fibroso. Como puedes ver, el colágeno es indispensable para una estructura ósea saludable. La dermis de la piel y el endotelio que recubre el interior de nuestros vasos están compuestos en su mayor parte de colágeno. De hecho, un 30 por ciento de las proteínas que componen tu cuerpo son colágeno.

Las escamas de los pescados son una fuente excelente de colágeno de alta calidad. Yo recomiendo sobre todo los pescados pequeños, porque además algunos, como las sardinillas, pueden comerse completos sin que se perciba la rigidez de sus escamas. Desde luego los pescados de pequeño tamaño son una buena fuente de proteína y calcio, además de colágeno. Algunos expertos opinan que, puesto que el colágeno es una especie de proteína, se descompone en aminoácidos, y por lo tanto su consumo excesivo impedirá que el organismo lo utilice o lo reconozca. Yo cuestiono esta opinión, porque la prolina, un aminoácido que compone el colágeno, se encuentra exclusivamente en éste.

El colágeno difiere de los aminoácidos esenciales en que el cuerpo puede sintetizarlo pero, puesto que el 30 por ciento de las proteínas totales son colágeno, creo que es recomendable obtener colágeno en abundancia de los alimentos, en lugar de depender por completo de que nuestro organismo lo sintetice. La razón por la que recomiendo el consumo de los granos de soja es que son ricos en los aminoácidos glicina y prolina, principales componentes del colágeno. También hay abundante colágeno en la gelatina de las manitas de cerdo, los músculos del ganado vacuno, la piel y los cartílagos de pollo y otras aves, pero el colágeno de fuentes animales no se disuelve con tanta facilidad en el cuerpo humano y no se digiere y absorbe de manera adecuada. Además, ese colágeno es de alimentos de origen animal, que consumidos en grandes cantidades pueden conducir a la contaminación intestinal. En el mercado hay suplementos de colágeno derivados de escamas de pescado, pero yo te animo a empezar con una ingesta mayor de pescados pequeños y granos de soja, pues siempre prefiero suplementar nuestro organismo de manera holística, mediante los alimentos que componen tu dieta diaria, y la mía.

XV

El ataque de las células zombi

La razón por la que te animo a adoptar no sólo el breve ayuno y otros consejos dietéticos, sino además un método para limpiar el colon, es que la salud intestinal de los estadounidenses está más deteriorada de lo que mucha gente cree. Las investigaciones antienvejecimiento más recientes y sugerentes corroboran lo que ya he explicado sobre la responsabilidad de las «células zombi» y los cúmulos de proteína defectuosa en la aparición de demencia senil, alzhéimer y otras enfermedades propias de la edad avanzada.

Aunque tengamos la impresión de gozar de buena salud, la realidad es que desconocemos el estado real de nuestra sangre y nuestros órganos internos. Muchos de nosotros ignoramos, al menos parcialmente, la carga que representan los desechos para nuestro organismo. Por mi experiencia clínica sé que la gente que almacena grandes cantidades de basura en las células y en los intestinos terminará por experimentar un declive de sus capacidades mentales y también físicas. Este declive incluso puede conducir a graves enfermedades. Si tú estás sano en términos generales y no tienes síntomas específicos, quizá te alarmes cuando, dentro de unos años, descubras que tienes una enfermedad grave, como cáncer, o si sufres un ictus.

Tendrás tal vez la impresión de que esta enfermedad te ha llegado de manera súbita e impredecible, pero rara vez es así. Cuando examino los intestinos de un paciente, me es posible predecir cuál será su estado de salud dentro de algunos años. Todos necesitamos desarrollar lo que llamo una «práctica saludable». Debemos vigilar nuestra dieta y cuidar la salud intestinal. Sólo así nos mantendremos sanos.

Lo repito: el pescado es una buena fuente de ácidos grasos no saturados (omega 3), pero sabemos que pescados de gran tamaño como el atún tienen una concentración alta de mercurio. En la naturaleza hay muchos otros minerales tóxicos, como plomo, cadmio, arsénico, etcétera. Estos minerales tóxicos en general están presentes en pequeñas cantidades, y en nuestra vida diaria sólo absorbemos rastros mínimos de ellos. No obstante, en los últimos sesenta años la contaminación ambiental se ha expandido y es posible que el volumen de minerales tóxicos con los que entramos en contacto a diario por medio de la naturaleza llegue a exceder los niveles aceptables para el organismo humano.

No es fácil desintoxicar estas sustancias nocivas. Sin embargo, si no se hace nada, pueden afectar de manera adversa al cerebro y al sistema nervioso. Es importante no ignorar estas toxinas, aunque sean micronutrientes. Necesitamos eliminarlas de nuestras células con regularidad por varios medios, como la limpieza de los intestinos. No obstante, el área que el enema de café puede limpiar se limita principalmente a la parte inferior del colon (la mitad izquierda del abdomen). Se sabe que quienes consumen carne con regularidad tienden a acumular desechos en esta área. Pero el problema no se limita sólo a ésta. Quienes consumen una cantidad excesiva de cereales refinados, como pan blanco, arroz blanco, pasta, etcétera, tienden a acumular desechos en la parte superior del colon.

Incluso si en casa consumes arroz integral sin refinar, es posible que cuando sales a comer pidas arroz, pasta o pan refinados. Puede que los hayas consumido sin preocuparte demasiado por sus efectos, pero pueden representar una carga excesiva para las funciones de los intestinos. En vista de ello propongo otro método para limpiar el colon, basado en hierbas.

XVI

El enema de café

He recomendado el breve ayuno de Shinya, que consiste en no comer por la mañana para propiciar la desintoxicación intracelular. Ya sabemos que las células son la unidad básica que compone cada órgano y tejido en el cuerpo. Por lo tanto, conforme progresa la desintoxicación intracelular, cada órgano y cada tejido se cargan de energía.

La salud intestinal tiene un fuerte impacto sobre las células, pues todos los alimentos consumidos son digeridos y absorbidos en nuestros intestinos y desde ellos se envían los nutrientes a todas las células del cuerpo. Si nuestros intestinos tienen una acumulación de basura, gases y sustancias tóxicas como sulfuro de hidrógeno, amonio, indol y escatol, contaminarán nuestra sangre y terminarán por afectar el funcionamiento de nuestras células.

La salud del colon se refleja en la salud de las células de todo el cuerpo, así que, como ves, será necesario trabajar en la desintoxicación del intestino para mejorar la desintoxicación celular general. Si equiparas salud intestinal con salud celular, observarás un efecto sinérgico positivo en tu estado general.

Partiendo de la premisa de que un colon limpio y sano equivale a una persona más sana, voy a sugerirte algunos métodos de desintoxicación de colon. El primero sería adoptar el breve ayuno de Shinya, junto con los cambios dietéticos que he descrito. Cuando inicies esta rutina, primero determina cuál es tu objetivo a la hora de introducir estos cambios de estilo de vida. Puede ser algo tan sencillo como «quiero dejar de tener la fatiga crónica» o «quiero despertarme por la mañana con la sensación de haber descansado». Una vez hecho esto, estarás preparado para seguir con el programa. Los métodos que voy a describir a continuación darán mayor impulso a la desintoxicación intracelular que ya se está produciendo por el ayuno matutino y los cambios en la dieta. Son métodos basados en mi experiencia tratando innumerables pacientes y que garantizan resultados favorables sin ser una carga para el cuerpo. Si te decides a probarlos, por favor hazlo, muy despacio, paso a paso.

Cuatro apuntes sobre el tránsito intestinal

El tránsito intestinal de una persona nos dirá si necesita una desintoxicación del colon. Como médico, examino muchos pacientes a diario y me entristece que tanta gente sufra estreñimiento crónico. No sería descabellado afirmar que la mayoría de quienes siguen una dieta convencional tienen problemas de estreñimiento.

Quizá pienses que, puesto que vas todos los días al cuarto de baño, no tienes problemas. Seguro que tienes amigos que no van en cuatro o cinco días. Pero ¿hay días en que notas menos volumen o heces endurecidas? Una deposición diaria es una cosa muy buena, pero no todas las deposiciones sirven para limpiar las toxinas del cuerpo. De ser posible, deberías revisar los siguientes puntos después de cada deposición:

— Consistencia: las heces no deben ser ni demasiado blandas ni demasiado duras. La consistencia ideal es la de un plátano maduro.

— Volumen: compara su volumen con la ingesta del día anterior. Si es mucho menor, puedes dar por hecho que sufres de estreñimiento.

— Olor: un olor desagradable demuestra mala salud intestinal. No es cierto que todas las heces huelan mal. Si una persona necesita expulsar gases después de defecar, quiere decir que todavía tiene heces en la parte alta del colon.

— Deposición incompleta: si te quedas con la sensación de no haber hecho una deposición completa, puede que sufras estreñimiento.

Una buena deposición debe cumplir los requisitos arriba mencionados; es decir, que se debe evacuar sin dificultad cierto volumen de heces sin olor desagradable y con la consistencia de un plátano. Estas características fluctuarán cada día dependiendo de tu estado físico y mental, pero si en líneas generales no haces buenas deposiciones, es posible que estés estreñido.

Esta clase de estreñimiento leve no tiene por qué desembocar en enfermedad, pero el estreñimiento crónico hace imposible la desintoxicación de las células. Quien lo padece puede desarrollar fatiga crónica, malestar e irritabilidad. El culpable de estos estados físicos deficientes es, a menudo, el estreñimiento. Y la culpa del estreñimiento la tiene la dieta diaria.

Reducir la ingesta de alimentos de origen animal, consumir bastante agua de buena calidad como la Kangen y comer frutas enteras y otros alimentos ricos en enzimas ayudará mucho a reducir el estreñimiento. A esto añádele la fibra alimentaria de verduras y cereales sin refinar, como el arroz integral. Y, por supuesto, te recomiendo empezar con el miniayuno de Shinya, basado en ayunar por la mañana dos o tres días a la semana.

Notarás que tus deposiciones mejoran. Si lo que te ocurre es que tu salud intestinal se ha deteriorado como resultado de una dieta inapropiada o del estrés diario, ánimo, no estás solo. Mi consejo para todos los que sufran estreñimiento grave, hinchazón y gases es que incorporen la limpieza intestinal a sus prácticas saludables.

También quiero recomendar el enema de café, un remedio que puede administrarse fácilmente en casa. Se lo he recomendado a pacientes y amigos, y siempre con excelentes resultados.

¿Qué es el enema de café para la limpieza del colon?

Quizá no sabías que existe algo llamado «enema de café» que sirve para limpiar el colon. Pues bien, un enema de café es, ni más ni menos, un enema a base de café.

Este procedimiento de limpieza del colon lo desarrolló un médico alemán, el doctor Max Gerson, hace unos ochenta años. Consiste en insertar la solución a través del recto para limpiar de desechos la parte superior del colon. Es posible que la idea de ponerte un enema te resulte desagradable, pero es muy fácil hacerlo en casa y sólo te llevará quince minutos o menos, una vez te hayas acostumbrado. Ésta es una breve explicación de cómo hacerlo:

1. Prepara entre 0,7 y 1 litro de solución a base de agua (que esté a tu temperatura corporal) y café concentrado y viértelo en la bolsa del enema.
2. Cuelga el enema en un punto alto del cuarto de baño e introduce entre 2,5 y 5 centímetros de la cánula en el recto.
3. Abre la bolsa para dejar salir la solución de café.
4. Una vez toda la solución haya entrado al colon, expúlsala.

Debe usar café orgánico, natural y sin aditivos. No sentirás ningún dolor y el procedimiento es sencillo. La solución de café se eliminará junto con las heces del intestino inferior, no se quedará dentro del colon. Dependiendo del estado de tu cuerpo, las reacciones pueden variar y, una vez que hayas eliminado las heces más duras, experimentarás alivio. Después, seguro que ya no te importa dedicar algo de tiempo incorporar esta práctica al cuidado de tu salud.

El uso del enema de café para aliviar el estreñimiento no crea dependencia. Por lo general, se administraban enemas a base de químicos como la glicerina para estimular el intestino e inducir movimientos peristálticos. Esto entraña riesgos, pues fuerza el movimiento intestinal de manera similar a como lo hacen los laxantes. La dependencia habitual en esa clase de estimulación, ya provenga de laxantes o de enemas químicos, debilitará y contaminará la salud de los intestinos y creará dependencia de los laxantes. Con el enema de café, en cambio, esto no ocurre. Quienes usen laxantes de manera continua también pueden empezar a usar el enema de café. Así se activarán las bacterias «buenas» dentro de tus intestinos para restaurar el movimiento peristáltico y ya no necesitarás laxantes.

Libérate del estreñimiento, el dolor de cabeza, las contracturas cervicales y el malhumor

Desde la década de 1920 sabemos que el café tiene propiedades especiales que limpian el colon gracias a que dos médicos, los doctores O. A. Meyer y Martin Hübner, del Departamento de Medicina de la Universidad de Göttingen de Alemania, descubrieron que la cafeína presente en el café tenía propiedades que expandían el ducto biliar, favoreciendo el mejor flujo de la bilis y mejorando el funcionamiento del hígado. El hígado es el órgano más grande del cuerpo, su función es recibir y degradar sustancias nocivas generadas por la basura de los intestinos para desintoxicarlas. Al expandir el ducto biliar, se facilita el proceso de desintoxicación de basura a través del flujo de los intestinos al hígado. Beber mucho café, sin embargo, no producirá tal resultado. En lugar de ello estarás sobreexcitado por las propiedades estimulantes del café y es posible que experimentes inestabilidad motriz, acidez o pérdida del apetito.

Recuerda, la calidad del agua y del café que uses para el enema es importante. No esperes obtener ningún beneficio del café instantáneo que venden en los supermercados. La solución debe estar hecha de granos de café orgánicos de alta calidad e insertarse directamente en el colon a través del recto. Repito, beber café no da resultado. Cuando el doctor Gerson supo de la eficacia del enema de café gracias a las investigaciones de los doctores Meyer y Hübner, lo incluyó en su programa para el cáncer, un tratamiento no farmacológico y basado en cambios en la dieta y el estilo de vida.

Cuando empezó a usarse el enema de café, algunos médicos lo ridiculizaron e hicieron bromas sobre si no debería administrarse con leche y azúcar. Pero el método del doctor Gerson ya tiene muchos partidarios, no sólo en Estados Unidos y Europa, también en Japón. En Estados Unidos durante la década de 1980 se confirmó que determinados ingredientes del café refuerzan la acción de las enzimas y así facilitan la descomposición de las toxinas en la sangre. En algunas instituciones médicas se ha producido un incremento significativo en el uso de enemas de café. Yo los he utilizado durante los últimos treinta años y los he recomendado a mis pacientes. A cambio he recibido muchos comentarios favorables del tipo «por fin he dejado de estar estreñido» o «ya no me duele la cabeza», «adiós a las contracturas cervicales». Personalmente uso enemas de café no para remediar el estreñimiento, sino para mantener mis intestinos limpios y saludables.

El enema de café no es un tratamiento inusual. Me atrevo a decir que es una herramienta indispensable para maximizar el potencial de una vida saludable. Puede administrarse fácilmente en casa e incluso incorporarse al ritual de belleza diario.

Método de limpieza del colon inferior

Espero que hayas empezado a entender por qué creo que el enema de café es una práctica saludable. El que yo recomiendo no desarrollado por el doctor Gerson hace ochenta años, pues el entorno en que vivimos ha cambiado mucho desde entonces.

Debemos prestar atención a la calidad del material que introducimos en nuestro cuerpo. Aunque un enema de café puede administrarse con facilidad en el hogar, sigue siendo un tratamiento médico, y es necesario ser selectivo al elegir los granos. Los cultivos de café están expuestos a plagas, de ahí que se diga que es la planta que más pesticidas recibe. Puesto que hablamos de un café que vamos a introducir en nuestros intestinos, debemos evitar usar uno que haya sido tratado con pesticidas químicos. Usar café orgánico sin residuos de pesticidas es requisito indispensable.

Pero desde la época del doctor Gerson también han cambiado los alimentos que consumimos. En concreto, en los últimos sesenta años el mercado se ha saturado de productos perjudiciales para la salud intestinal. Las miles de colonoscopias que llevo realizadas me han permitido observar los efectos de estos alimentos en la salud intestinal de mis pacientes. Creo que, dados los hábitos alimentarios del estadounidense «medio», el uso habitual del enema de café debería recomendarse como medida preventiva, incluso para personas que no tienen problemas de salud evidentes.

Además de café de calidad, es necesario utilizar agua «de calidad» o Kangen, tratada con un purificador. Si esto te resulta demasiado complicado, también puedes usar agua mineral embotellada. El agua fría reducirá las funciones inmunes dentro del colon, por lo que tendrás que calentarla hasta que alcance la temperatura corporal.

Por cierto, hay centros que administran lavados de colon empleando un aparato. No lo recomiendo. Cuando se irriga el colon con un líquido limpiador, como el agua tibia, mediante un aparato, aumenta la presión dentro del órgano y existe la posibilidad de dañar sus paredes. Si padeces diverticulitis, esa presión fácilmente podría agravar la inflamación. Además existe el riesgo de eliminar los minerales presentes en el colon. Una irrigación de colon sin otra finalidad que la simple limpieza no ayudará a la evacuación ni conducirá a un mejor estado salud. Recuerda, la clave de un colon limpio no está en los enemas, sino en la dieta. Si haces una alimentación desordenada o sigues una dieta rica en carne y productos lácteos, un enema de café ayudará a combatir la contaminación del colon.

Cuando hablamos de inmunidad nos referimos a nuestras defensas para luchar contra agentes patógenos y sustancias externas que han invadido nuestro cuerpo. Puedes llamarlo resistencia a las enfermedades. En otras palabras, cuanto mayor sea la inmunidad, menor será la probabilidad de enfermar. Uno de los puntos estratégicos de la inmunidad está en los intestinos. Entre el 60 y el 70 por ciento de nuestras células inmunes están en las placas de Peyer, en el intestino delgado.

XVII

Masaje de desintoxicación

Como herramienta añadida para ayudar a la limpieza intestinal propongo un método para masajear los intestinos (externamente, se entiende). Este método lo desarrolló Yasue Isazawa, y yo lo llamo el «método MI (masaje intestinal)». Sólo lleva de cinco a diez minutos y cualquiera lo puede hacer con facilidad y con excelentes resultados.

Calentamiento

1. Túmbate boca arriba y relájate.
2. Toma aire por la nariz mientras expandes el abdomen.
3. Exhala por la boca mientras contraes el abdomen.

4. Repite esto diez veces, y luego pasa al siguiente masaje.

Masaje de colon

1. Dobla las rodillas y gírate a la derecha, de manera que se estire el lado izquierdo del abdomen.
2. Tras asegurarte de que el lado izquierdo (la parte inferior del colon, donde los desechos tienden a atorarse) está estirado, masajea despacio esta área con la mano izquierda.
3. Haz tres o cuatro repeticiones de diez.

Masaje del intestino delgado

1. Coloca los dedos (pulgar, índice y corazón) de ambas manos sobre el estómago, a unos dos centímetros y medio por debajo del ombligo, y repite diez veces un lento masaje circular en el sentido de las manillas del reloj.
2. Haz lo mismo a la altura del ombligo.
3. Repite la operación unas tres veces, y si hubiera algún punto en el que sintieras dolor u opresión, concentra en él el masaje.

Verás qué sencillo. De ser posible, acostúmbrate a darte este masaje después de la ducha, antes de irte a la cama o nada más levantarte. Por ejemplo, cuando no te sientas demasiado bien, estés hinchado o pesado, bebe un vaso de agua Kangen y a continuación masajéate el intestino delgado. Te sorprenderá comprobar la rapidez con que recobras la vitalidad gracias a la activación de la circulación linfática. Desaparecerán la inflamación y la hinchazón.

De todas las personas que han adoptado los métodos de desintoxicación que recomiendo, muchas que creían no padecer estreñimiento expulsaron heces negras con aspecto de carbón o chapapote, o cúmulos duros y secos de materia fecal vieja. Tras hacerlo afirmaron sentirse renovadas de cuerpo, mente y espíritu.

Incluso si no tienes gran cantidad de desechos en los intestinos, si has estado consumiendo una gran cantidad de alimentos de origen animal, es posible que se esté almacenando basura en las células de tu organismo. Cada uno de los sesenta billones de células de tu cuerpo puede ser portadora de desechos de proteínas. Tienes que entender que es difícil que las células recuperen su funcionalidad innata a menos que se retire esa basura. No estarás maximizando tus capacidades rejuvenecedoras a menos que limpies tus células. Me gustaría que empezaras tus hábitos saludables cobrando conciencia de tu cuerpo, de cómo funciona y de qué necesita para funcionar de una manera óptima. Aprender a escuchar los mensajes de tu cuerpo es el primer paso para mejorar la salud.

El estado de tus intestinos es el estado de tu mente

Sin lugar a dudas, todo lo encaminado a mejorar tu constitución corporal tendrá un impacto importante en tu salud mental. Por ejemplo, si uno tiene mal el estómago, estará irritable y cualquier cosa le molestará. La mente y los intestinos están estrechamente relacionados. En la mayoría de los casos, la gente no es consciente de sus problemas de salud. Si una persona tiene los intestinos llenos de basura y generando gases tóxicos, no se encontrará bien. Si además su problema está agravado por una escasez crónica de enzimas y minerales, no debe sorprender que sea propensa a ataques de ira.

El consumo diario de azúcares refinados y grasas «malas» hace que la tendencia a la irritabilidad se refuerce. No se puede negar que el deterioro de las funciones de nuestro cuerpo provocado por los malos hábitos alimentarios tiene un impacto adverso tanto en el cuerpo como en la mente. Así pues, durante una colonoscopia, tu médico tendrá ocasión de conocer el estado de tu cabeza aunque te esté examinando precisamente el extremo contrario del cuerpo.

XVIII

Agua Kangen

El agua tiene muchas funciones dentro del cuerpo humano, pero la principal es mejorar el flujo sanguíneo y favorecer el metabolismo. También activa la flora intestinal y las enzimas, al excretar desechos y toxinas. Dioxinas, contaminantes, aditivos en los alimentos y carcinógenos se excretan hacia el exterior del cuerpo gracias al «agua buena».

El agua no sólo está presente en los vasos sanguíneos, también desempeña un papel importante dentro de los vasos linfáticos. Este sistema del cuerpo humano es como un alcantarillado. Lleva a cabo las funciones importantes de purificar, filtrar y transportar el agua excesiva, las proteínas y los desechos por el torrente sanguíneo. Dentro de los vasos linfáticos hay anticuerpos llamados gammaglobulinas, que cumplen funciones de inmunidad, y enzimas llamadas lisozimas, de propiedades antibacterianas. Para que el sistema inmunológico pueda funcionar de manera correcta, es imprescindible beber agua de buena calidad.

Si el agua no se distribuye de manera apropiada dentro de un organismo, el dueño de dicho organismo no sólo sufrirá desnutrición, además se acumularán en sus células desechos y toxinas. En el peor de los casos, las toxinas acumuladas dañarán los genes de las células y harán que algunas se vuelvan cancerosas.

Brindarles nutrientes, y recibir y eliminar desechos de los sesenta billones de células del cuerpo son microfunciones del agua.

El 'agua buena' es agua con fuertes características desoxidantes

Creo que ya has entendido exactamente por qué es tan importante beber agua buena. Pero ¿qué es esa «agua buena» de la que tanto hablo?

Cuando digo «agua buena» no me refiero a agua del grifo. Además de cloro, que se usa como desinfectante, el agua del grifo también contiene dioxinas y carcinógenos. Es cierto que cumple con ciertos requisitos en cuanto a niveles seguros de dichas sustancias, pero contiene toxinas.

Esta agua se esteriliza con cloro, pero ¿sabes cómo consigue el cloro matar las bacterias que hay en ella? Cuando se le añade cloro, se liberan en el agua grandes cantidades de radicales libres. Los microorganismos mueren a causa de esos radicales libres y, por lo tanto, la gente considera que esa agua está «limpia». Aunque los microorganismos mueran al usar este método de esterilización, el agua se oxida. Es así como el agua del grifo se convierte en agua oxidada.

El nivel de oxidación del agua puede medirse con algo llamado «potencial eléctrico de reducción de oxidación». En este proceso, los electrones o se separan o son absorbidos de las moléculas. La reducción es el proceso opuesto por el que las moléculas reciben electrones. A partir de la medición de estos electrones fluctuantes, uno puede determinar si esa agua se oxidará o reducirá otras sustancias. Por lo tanto, cuanto menor sea el potencial eléctrico (dirección negativa), mayor será el poder de reducción (el poder de reducir otras sustancias).

Visto esto, la mayoría de aguas del grifo tienen alto potencial de oxidación. Es el caso de grandes ciudades como Tokio, donde el agua del grifo da un valor de oxidación extremadamente alto, de seiscientos a ochocientos.

Entonces ¿qué aguas contienen un alto poder de reducción?

Puedes usar electrolitos para crear agua con una fuerte capacidad de reducción. Kangen es el nombre de un purificador de agua inventado en Japón precisamente para eso.

Cuando se produce la electrólisis dentro de esos aparatos, los minerales que hay en el agua, tales como calcio y magnesio, se adhieren a los cátodos. Por lo tanto, el agua tratada eléctricamente tiene mayor capacidad de incorporar minerales. Además, cuando se produce la electrólisis, también se libera hidrógeno activo, lo que sirve para eliminar el exceso de radicales libres del organismo. Cuando el agua del grifo pasa por estos purificadores, el cloro y las sustancias químicas desaparecen y dan como resultado «agua buena».

Por decirlo de una manera más sencilla, el «agua buena» es un «agua con fuerte poder de reducción y que no ha sido contaminada por sustancias químicas».

Entre los minerales que se encuentran en el agua, el calcio y el magnesio son especialmente importantes para los seres humanos. De hecho, el equilibrio de estos dos minerales es esencial. El calcio que entra en el cuerpo no se desvía hacia fluidos fuera de las células, sino que permanece en el interior de éstas. Cuando el calcio se acumula dentro de las células, puede causar arterioesclerosis y tensión arterial elevada. Sin embargo, el consumo simultáneo de una cantidad correcta de magnesio puede prevenir la acumulación excesiva del calcio en las células. Se dice que la proporción apropiada de calcio y magnesio es de dos a uno. Por lo tanto, el «agua de las capas profundas del océano», rica en magnesio y muy dura, pero que también contiene hierro, cobre, fluorina y otros minerales (entre ellos el calcio, claro) también puede considerarse «agua buena».

El agua Kangen es agua ionizada y reestructurada. Creo que esta agua puede ser una valiosa ayuda en la limpieza y revitalización de tus células.

Otra cosa importante que puedes hacer con tu purificador Kangen es crear agua ácida fuerte, con un pH muy bajo, de 2,5. Esta agua es un poderoso agente antibacteriano, así que resulta perfecta para lavar frutas y verduras. Más allá de eso, se están haciendo ensayos para determinar su capacidad de curar úlceras diabéticas y otros problemas de la piel.

Usar agua ácida fuerte en vez de sustancias químicas tóxicas es otro ejemplo de cómo podemos trabajar con la naturaleza para apoyar la milagrosa habilidad que tiene nuestro cuerpo de curarse a sí mismo.

Habrá quien diga que envejecer es el destino natural de los humanos. El proceso mediante el cual las células se oxidan por efecto de los radicales libres puede compararse con una enfermedad como el cáncer que va extendiéndose por el cuerpo de quien lo padece. Este tipo de envejecimiento no es inevitable y no debe ser considerado un proceso natural. El envejecimiento natural es resultado de un deterioro muy gradual del metabolismo de las células y de un deterioro funcional también muy paulatino.

XIX

Poder inmune

El sistema inmune son las defensas con que contamos para luchar contra patógenos y sustancias extrañas que hayan invadido nuestro cuerpo. Puedes llamarla resistencia a enfermedades. Cuanto más alto sea nuestro nivel de inmunidad, menos probabilidades tendremos de caer enfermos.

Uno de los elementos clave del sistema inmune son los intestinos. Entre el 60 y el 70 por ciento de nuestras células inmunes se encuentran en las células de las placas de Peyer, en el intestino delgado. Recordarás que éste es el órgano que absorbe los nutrientes de la comida que ingerimos. La función de absorción la desempeña una superficie pilosa, hecha de múltiples protuberancias en forma de lengua llamadas vellosidades. Entre estas vellosidades hay innumerables espacios para cúmulos de células inmunes, llamadas de placas de Peyer. Cuando nuestros intestinos están contaminados, estas células inmunes no funcionan bien. En otras palabras, una dieta que contamine nuestros intestinos provocará un descenso en nuestro sistema inmune.

Por eso la ingesta excesiva de alimentos de origen animal como carne, leche y otros productos lácteos, cereales refinados y despojados de sus nutrientes principales, grasas malas o azúcares refinados es causa principal de vulnerabilidad a enfermedades infecciosas, como el catarro o la gripe.

También se ha observado un incremento en la tasa de demencia senil y alzhéimer en poblaciones donde estos alimentos forman parte habitual de la dieta, pues favorecen la acumulación de proteínas defectuosas. Todavía hay mucha gente convencida de que el desarrollo de vacunas mejores evitará la aparición de nuevos tipos de gripe, o que ésta podrá curarse mediante antibióticos. Estas personas desconocen por completo cómo funciona el cuerpo humano. Para reforzar el sistema inmune es necesario adoptar hábitos de vida saludables, a saber, una dieta sana que no contamine los intestinos, como ya he explicado, y la práctica continuada de métodos de desintoxicación.

Si eres de los que se resfrían con facilidad, tienes alergia al polen o dermatitis atópica o padeces algún problema físico crónico, es muy posible que la causa sea un sistema inmune debilitado por llevar un estilo de vida no saludable. Muchas enfermedades pueden curarse sin necesidad de medicamentos o vacunas.

Cada una de las células de tu cuerpo viene equipada con poder inmune

El poder autoinmune a que me refiero es la función inmune primitiva que existe desde los tiempos de los organismos unicelulares. Toda materia viva está hecha de células y las células humanas, de orden superior, también tienen funciones autoinmunes. Así, cada una de las sesenta billones de células de nuestro cuerpo viene equipada con la habilidad innata de protegerse.

Todos los seres vivos han pasado por diversas etapas de evolución hasta convertirse en lo que son hoy, un conjunto de órganos, cada uno de los cuales tiene funciones específicas y complejas. Sin embargo, la función original de la célula única no se ha perdido conforme las células se han ido especializando. Me pregunto si el poder inmune natural no será la base de la fuerza de una persona, de su estado de salud y de su vitalidad. Me pregunto si las personas resistentes a la enfermedad o simplemente «duras» no tendrán unas células que cumplen de manera excepcional su función autoinmune.

Los avances de las ciencias de la vida en los últimos años han favorecido el debate constante sobre estos temas. Todo indica que nuestras nociones tradicionales de inmunología van a cambiar. Hace tiempo que sabemos de la existencia de la llamada inmunidad intestinal, ese sistema mediante el cual ingerimos alimentos de origen vegetal y animal y tomamos de ellos las moléculas exactas que necesitamos para seguir con vida y, de alguna manera, rechazar o destruir los microbios que nos dañarían. Este sistema funciona dentro de cada célula del intestino y es un buen ejemplo de la inmunidad innata.

El verdadero problema de los antibióticos

En 1929 Alexander Fleming, un bacteriólogo británico, descubrió por casualidad un antibiótico en moho azul y lo llamó «penicilina». Tras su descubrimiento, avanzaron las investigaciones sobre la penicilina y se hizo posible producirla a escala industrial. A raíz de este avance revolucionario en la ciencia médica, el índice de muertes de soldados que contraían enfermedades infecciosas durante la Segunda Guerra Mundial se redujo de forma radical. La penicilina fue recibida como «el invento más grande el siglo XX», y desde entonces las compañías farmacéuticas han desarrollado muchos más antibióticos.

Como demuestra el hecho de que la penicilina la produce un hongo llamado moho azul, el principio de los antibióticos es matar a los microorganismos (patógenos) y evitar su proliferación tomando prestado el poder de los microorganismos. La vacunación, por otro lado, es un método para aumentar la capacidad inmune administrando materiales antígenos para estimular la inmunidad adaptativa.

Cuando se descubrieron hace ochenta años, los antibióticos fueron un método completamente nuevo para combatir la enfermedad, porque matan a los patógenos y curan las enfermedades infecciosas. Sin embargo, ello no quiere decir que los antibióticos fueran a solucionar todos los problemas. Por desgracia, desde que se produjo el sensacional descubrimiento han ido apareciendo problemas nuevos e imprevistos. Así, hemos asistido a la aparición de una serie de bacterias resistentes a los antibióticos. Cuando surgió una bacteria con una enzima capaz de descomponer la penicilina, hubo que desarrollar un nuevo antibiótico que no reaccionara ante esa enzima. Pero entonces surgió una nueva bacteria, resistente al nuevo antibiótico. Tras repetirse este ciclo varias veces, ahora hay cada vez más bacterias, como el *Estafilococo áureo*, resistentes a los antibióticos.

En la actualidad la mayoría de los medicamentos que requieren receta son antibióticos. Si persiste la tendencia actual a tratarlo todo con antibióticos, habrá un incremento general de bacterias resistentes e, inevitablemente, un aumento de enfermedades infecciosas. Además, las instalaciones médicas quedarán infestadas de bacterias resistentes y se agravarán los problemas de infecciones hospitalarias.

Hace una generación teníamos grandes esperanzas de que el desarrollo de vacunas y antibióticos libraría a la humanidad de la amenaza de las enfermedades infecciosas. Quizá no sea exagerado afirmar que el desarrollo de estos «medicamentos milagrosos» no ha hecho más que agravar el problema. Es evidente que la ciencia médica debe mirar en nuevas direcciones para combatir a nuestros eternos enemigos los microbios. Con estos problemas como telón de fondo de la medicina moderna, crece el interés por nuestro sistema inmune innato.

En paralelo a la mejor comprensión de las enfermedades infecciosas, vivimos una epidemia de obesidad, diabetes y otros desórdenes metabólicos, así como de enfermedades del corazón. Todas ellas tienen que ver con el estilo de vida, con los hábitos de ejercicio y de alimentación. Después de décadas de examinar pacientes y comprobar su dieta y su estilo de vida, he llegado a la conclusión de que la alimentación, y no los medicamentos, puede ser una solución a largo plazo para las enfermedades infecciosas.

Parece que hay una relación entre nuestros hábitos alimentarios y nuestra vulnerabilidad a las enfermedades infecciosas. Esto tendría sentido, dado que la respuesta inmune innata del cuerpo está en su momento de máxima activad durante la digestión.

En *La enzima prodigiosa* describo una teoría que tengo desde hace muchos años sobre la posible existencia de una enzima «base» a partir de la cual se crean los miles de enzimas específicas que constantemente trabajan para mantener el cuerpo humano con vida.

Las enzimas son moléculas biológicas que catalizan (es decir, que incrementan los niveles de) las reacciones químicas. En las reacciones enzimáticas, una enzima especializada en una función específica trabaja con una molécula en particular y la transforma en otra distinta. A la molécula que inicia el proceso los científicos la llaman «sustrato», y a la molécula nueva resultante, «producto». Casi todas las reacciones químicas en una célula biológica necesitan enzimas para producirse con la frecuencia suficiente. Dado que las enzimas son selectivas en cuanto a sustratos y sólo aceleran unas cuantas reacciones entre muchas posibles, el conjunto de enzimas creado en una célula determina qué caminos metabólicos se darán en ésta.

La mayoría de las enzimas son mucho más grandes que los sustratos sobre los cuales actúan, y sólo una pequeña porción de la enzima (alrededor de dos a cuatro aminoácidos) participa directamente en la catálisis. La región que contiene estos residuos catalíticos, asegura el sustrato y luego lleva a cabo la reacción se conoce como sitio activo.

Mi teoría es que los miles de tipos específicos de enzimas se van creando a medida que se necesitan mediante la incorporación a la enzima base de los aminoácidos requeridos para catalizar una rápida transformación de las moléculas del sustrato. Es posible que los seres humanos nazcan con, o puedan desarrollar, sólo una cantidad específica de estas enzimas base, y que cuando exigimos demasiado a una reacción específica, le estemos impidiendo intervenir en otras.

Si, digamos, inundamos nuestro sistema digestivo con alcohol en el curso de una borrachera, de repente habrá una gran demanda de enzimas para ayudar al hígado a hacer frente a esta toxina. A las enzimas base se les solicita especializarse en ayudar al hígado y no estarán disponibles para hacer otras cosas, como luchar contra bacterias que hayan invadido los pulmones o ayudar a digerir una comida.

Éste puede ser el mecanismo que explique por qué una vida de borracheras, atracones de comida o estrés emocional crónico puede volverle a uno propenso a enfermedades de todo tipo, así como al envejecimiento prematuro.

De ser así, reconocer que es necesario que nuestras enzimas base estén en equilibrio constituiría la clave de una vida larga y saludable. Con esto en mente, he desarrollado unos consejos de vida saludable que, se ha demostrado, hacen posible tener un cuerpo sano y lleno de vitalidad, incluso a edades avanzadas. Si incorporas a tu vida tantos como te sea posible, quizá le des a tus enzimas ese empujón que requieren para hacerte rejuvenecer, incluso si tu salud es mala.

Te reto a que sigas estos consejos para una buena salud durante las próximas semanas y a que observes los cambios que se producen en tu organismo. A lo largo de los años he asistido a excelentes resultados con mis pacientes. Creo que tú, como ellos, verás y experimentarás tantos beneficios que terminarás haciendo de estos siete consejos las reglas de oro de tu vida diaria.

Las siete reglas de oro del doctor Shinya para la buena salud

Usa estas claves para preservar la «enzima milagrosa» de tu cuerpo y disfrutar de una vida larga y saludable.

1. Una buena alimentación

1. Del 80 al 90 por ciento de alimentos de origen vegetal:
   a) 50 por ciento de cereales integrales: arroz integral, pasta de trigo integral, cebada, cereales integrales, pan integral y grano integral que incluya granos de soja, alubias pintas y blancas, garbanzos, lentejas, guisantes y judías negras.

b) 30 por ciento de hortalizas verdes y amarillas y tubérculos, incluyendo patata, zanahoria, ñame y remolacha, y algas.
c) 5-10 por ciento de frutas, semillas y frutos secos.

2. Del 10 al 15 por ciento de proteínas de origen animal (entre 80 y 100 gramos al día):
   a) Pescados de cualquier tipo, pero preferentemente de pequeño tamaño, dado que los más grandes contienen mercurio.
   b) Aves: pollo, pavo, pato, sólo en pequeñas cantidades.
   c) Limitar o evitar la carne roja (cordero, ternera, cerdo).
   d) Huevos.
   e) Leche de soja, queso de soja, leche de arroz, leche de almendras.

Alimentos a añadir a tu dieta:

1. Infusiones.
2. Pastillas de algas (alga marina).
3. Levadura de cerveza (buena fuente de vitaminas del complejo B y de minerales).

4. Polen y própolis de abeja.
5. Suplementos de enzimas.
6. Suplementos multivitamínicos y de minerales.

Alimentos y sustancias que debes evitar o limitar en tu dieta:

1. Productos lácteos, como leche de vaca, queso o yogur.
2. Té verde japonés, té chino, té inglés (limítate a una o dos tazas al día).
3. Café.
4. Dulces y azúcar.
5. Nicotina.
6. Alcohol.
7. Chocolate.
8. Grasa y aceites.
9. Sal de mesa común (usa sal de mar con micronutrientes).

Recomendaciones dietéticas adicionales:

1. No comas ni bebas de cuatro a cinco horas antes de acostarte.

2. Mastica cada bocado entre 30 y 50 veces.
3. No comas nada entre comidas excepto frutas enteras (si el hambre no te deja dormir, puedes tomar una pieza de fruta antes de irte a la cama, dado que se digiere con rapidez).
4. Entre 30 y 60 minutos antes de las comidas toma fruta entera o en zumo.
5. Come cereales integrales.
6. Come más alimentos crudos o poco cocinados, al vapor. Calentar la comida a más de 50 °C mata las enzimas.
7. No comas alimentos oxidados (cuando una fruta se vuelve de color marrón es que ha empezado a oxidarse).
8. Toma alimentos fermentados.
9. Sé disciplinado con las comidas. Recuerda: eres lo que comes.

2. Agua buena

El agua es esencial para la salud. Bebe agua con un fuerte poder de reducción que no haya sido contaminada por sustancias químicas. Beber «agua buena» como agua mineral o dura, rica en calcio y magnesio mantendrá tu cuerpo con un pH alcalino óptimo.

- Los adultos deben consumir al menos entre seis y diez vasos de agua al día.
- Nada más levantarte bebe de uno a tres vasos de agua.
- Bebe de dos a tres vasos de agua alrededor de una hora antes de cada comida.

3. Buen tránsito intestinal

- Acostúmbrate a eliminar de tu dieta los contaminantes y a limpiar tu tracto intestinal con regularidad.
- No tomes laxantes.
- Si tienes intestinos perezosos o quieres desintoxicar el hígado, considera la posibilidad de usar un enema de café. El enema de café es aconsejable para la desintoxicación del colon y del cuerpo entero porque no libera radicales libres hacia el torrente sanguíneo, como ocurre con algunos métodos de desintoxicación dietética.

4. Ejercicio moderado

- Hacer un ejercicio apropiado para tu edad y condición física es necesario para la buena salud, pero el ejercicio excesivo puede liberar radicales libres y dañar tu cuerpo.

- Algunas buenas formas de ejercicio son caminar (cuatro kilómetros), nadar, practicar el tenis, el ciclismo, el golf, la musculación, el yoga, las artes marciales y la gimnasia aeróbica.

5. Descanso adecuado

- Acuéstate siempre a la misma hora y duerme de seis a ocho horas seguidas.
- No comas o bebas durante las cuatro o cinco horas antes de irte a la cama. Si tienes hambre o sed, puedes tomarte una fruta una hora antes de dormir, pues se digiere con rapidez.
- Haz una siesta de treinta minutos después de las comidas.

6. Respiración y meditación

- Practica la meditación.
- Practica el pensamiento positivo.
- Haz respiraciones abdominales profundas cuatro o cinco veces cada hora. La exhalación debe ser el

doble de larga que la inhalación. Esto es muy importante, dado que la respiración profunda ayuda a eliminar toxinas y radicales libres del cuerpo.
- Usa ropa holgada que te permita respirar bien.
- Escucha a tu cuerpo y sé bueno contigo mismo.

7. Felicidad y amor

- La felicidad y el amor darán un impulso a la actividad enzimática de tu cuerpo, a veces de manera milagrosa.
- Dedica tiempo cada día a sentirte agradecido.
- Ríe.
- Canta.
- Baila.
- Vive apasionadamente y entrégate de lleno a tu vida, a tu trabajo y a las personas que quieres.

Los dos primeros años de nuestros hijos

He hablado mucho de cómo rejuvenecer las células cuando se tiene más de 40 años. Es muy importante hacerlo y también saber que es factible con sólo unos pequeños cambios en el estilo de vida. Ahora quiero hablar un poco de la importancia del inicio de la vida, en el útero materno e inmediatamente después. Seguramente conoces algunas de las investigaciones recientes sobre el efecto que esta etapa temprana tiene sobre nuestra salud a largo plazo.

Cuando le diagnosticaron lupus a mi mujer, todo cambió para mí. La maravillosa formación médica que había recibido no tenía respuestas para mi problema. Desesperado, me puse a investigar, sin cerrarme a nada y con una mentalidad abierta. Por desgracia, no pude aprender lo suficiente a tiempo para salvar a mi joven y hermosa pareja, pero aquella experiencia me puso en el camino de la exploración, en el que todavía me encuentro. Lo que yo buscaba descubrir eran las causas de la enfermedad de mi esposa y de la reacción alérgica de mis hijos a la leche de vaca. Ahora creo que el lupus de mi mujer fue una respuesta inmunológica al hecho de que siendo niña se le administró reiteradamente una sustancia que su cuerpo no podía digerir, la leche de vaca con que se alimentaba a todos los niños en la escuela primaria católica a la que asistió en Japón después de la Segunda Guerra Mundial.

En los últimos años me he interesado mucho por la ciencia emergente de la epigenética, y creo que en ella podría estar la clave de por qué mi mujer transmitió su intolerancia a la leche de vaca a nuestros hijos. La epigenética es la manera en que nuestros genes responden a su entorno y nos enseña que determinados factores de éste pueden afectar nuestras secuencias genéticas y la forma en que nuestros genes literalmente se encienden y apagan. Resulta ser que, una vez que los genes de una persona se encienden o apagan en respuesta a algo en su entorno, dicha persona puede transmitir a sus hijos esa modalidad de encendido o apagado.

Ya he mencionado el elevado contenido en hormonas femeninas de casi todas las leches de vaca. Piensa un momento en cómo estos niveles podrían encender o apagar los genes que gobiernan los procesos de desarrollo en los niños. Otra fuente de preocupación es el Bisfenol A (BPA), un interruptor endocrino que imita a las hormonas del cuerpo.

El BPA se desarrolló originalmente en la década de 1930 como terapia sustitutiva de estrógenos. Ahora se emplea en botellas de plástico y para recubrir muchos alimentos enlatados, como esas sopas de sobre que damos a nuestros niños a modo de comida rápida y «saludable». Hace años ya que el BPA se relaciona con un aumento de riesgo de cáncer, enfermedades de corazón, diabetes y obesidad. Las investigaciones han demostrado que el BPA apaga el gen que protege a las mujeres contra el cáncer de mama. Ahora se ha prohibido su uso en biberones, pero todavía está presente en los estantes de los supermercados. Sin darnos cuenta, introducimos alimentos en grupos de población que históricamente no los han comido ni digerido, como ocurrió con los niños en Japón a los que se alimentó con leche de vaca después de la Segunda Guerra Mundial. En su momento este gesto se vio como un acto de generosidad, y no dudo de que se hiciera de buena fe.

Muchas madres se me acercan y me preguntan qué pueden hacer por sus hijos con autismo. Muchos de esos niños tienen problemas de digestión, y se sabe que determinadas dietas pueden mejorar su estado, así que les doy consejos de alimentación. Aunque estos consejos ayudan, sólo sirven para gestionar mejor la salud de estos niños, no para curarlos de su autismo.

Voy a decir algo radical: a madres de todo el mundo se les dice que las ecografías son seguras, además de una manera divertida de seguir el desarrollo de su feto. ¿Qué pasaría si la ciencia de la epigenética comprobara, en un año, en dos o cinco, que esas ondas de ultrasonido de hecho están dañando el genoma del niño de maneras tan sutiles que son imposibles de detectar con los medios de que actualmente disponemos? ¿Qué pasaría si descubriéramos que esas fotos tomadas hechas dentro del útero materno han cambiado para siempre el potencial de desarrollo de nuestros hijos?

La vida intrauterina es un bien precioso. Esa vida es el futuro de toda la humanidad. Quiero pedir a todos que cuiden esa vida en gestación y que traten con delicadeza a las madres, brindándoles el apoyo que necesitan para llevar un embarazo responsable. Necesitamos unir fuerzas para brindar a los niños amor y apoyo. Esto debe ser una prioridad nacional de salud. Yo tengo más de 70 años y quiero trabajar con todos vosotros para convertir este planeta en un lugar mejor que legar a nuestros hijos y nietos.

Glosario

Antibiótico: sustancia o compuesto que mata o inhibe el crecimiento de bacterias.

Apoptosis: muerte celular programada, o suicidio de las células.

ATP (trifosfato de adenosina): molécula que transporta energía química dentro de las células para el metabolismo.

Autofagia: proceso por medio del cual los patógenos que penetran en las células, tras escapar a los ataques de sustancias antibacterianas y antivirales, son destruidos a nivel molecular. Los patógenos son identificados dentro de la célula, colocados en bolsas y destruidos por las enzimas.

Bacterias: un grupo grande de microorganismos unicelulares y procariotas.

Célula efectora: célula T activada.

Célula T: células que pertenecen a un grupo de glóbulos blancos conocidos como linfocitos, que desempeñan un papel central en la inmunidad regulada por las células. Cuentan con receptores especiales en su superficie celular llamados receptores de las células T (RCT).

Células macrófagas: los primeros glóbulos blancos en reaccionar ante virus invasores; su trabajo literalmente consiste en capturar y devorar patógenos.

Enzimas: sustancias proteicas que funcionan como catalizadores en todas las fases de nuestras actividades relacionadas con la vida.

Fitoquímicos: compuestos químicos como el betacaroteno que se encuentran de manera natural en las plantas. Por lo general, el término se usa para referirse a aquellos químicos que podrían afectar la salud, pero que todavía no se han establecido como nutrientes esenciales.

Hongo: miembro de un grupo grande de organismos eucarióticos que incluye microorganismos como levaduras y mohos, así como los hongos más conocidos.

Lactobacilos: una parte importante del grupo de las bacterias del ácido láctico que convierten la lactosa y otros azúcares en ácido láctico al volver ácido su entorno para inhibir el crecimiento de algunas bacterias perjudiciales.

Linfoquinas: producidas por las células T para dirigir la respuesta del sistema inmunológico al permitir el intercambio de señales entre sus células y atraer a otras implicadas en el sistema inmune, como los macrófagos y otros linfocitos, hacia una zona infectada para combatir la invasión.

Lisosoma: enzima encargada de degradar los alimentos en las células de los animales, a fin de hacerlos más fáciles de digerir. (En las levaduras y las plantas las mismas funciones las realizan las vacuolas líticas).

Microbio: organismo microscópico, demasiado pequeño para que el ojo humano lo perciba por sí solo.

Mitocondrias: a veces descritas como «plantas de energía de las células» porque generan la mayor parte del adenosín trifosfato (ATP) presente en la célula y que es fuente de energía química.

Neutrófilos: glóbulos blancos que devoran patógenos invasores.

Nuevas enzimas: término acuñado por el doctor Shinya para las enzimas que se encargan de la desintoxicación en animales, plantas y microorganismos. Eligió llamarlas «nuevas enzimas» porque ayudan a renovar las células de los organismos vivos.

Organismo eucariótico: organismo compuesto por células con ADN dentro de un núcleo.

Patógenos: organismos infecciosos. Incluyen bacterias (como estafilococo), virus (como polio) y hongos (como la levadura).

Procariota: organismo compuesto por células que no tienen el ADN contenido en un núcleo.

Proteosoma: enzima que degrada las proteínas innecesarias o dañadas por medio de una reacción química llamada proteolisis, que rompe las uniones de péptidos.

Receptores tipo tol (TLR): tipo de proteínas que desempeñan un papel clave en el sistema inmunológico innato. Estos receptores atrapan invasores externos y secretan sustancias antibacterianas y antivirales. Su función no se limita a la célula invadida. Gracias al trabajo del sensor, otras células cercanas reciben la notificación de este peligro y todas esas células emiten sustancias antibacterianas y antivirus dirigidos a los patógenos.

Síndrome metabólico: combinación de desórdenes médicos, quizá causados por estrés prolongado, que incrementa el riesgo de desarrollar enfermedades cardiovasculares o diabetes.

Sistema inmune: nuestro sistema inmunológico más antiguo desde el punto de vista evolutivo. Nuestro sistema inmune proporciona defensa inmediata contra la infección. Este sistema opera de manera continua para ayudarnos a estar libres de enfermedades la mayor parte del tiempo.

Sistema ubiquitina-proteosoma: parte del sistema inmune innato por medio del cual la enzima proteosoma marca la «proteína defectuosa» y se dirige específicamente hacia esas proteínas para descomponerlas o destruirlas.

Virus: pequeño agente infeccioso que sólo puede replicarse dentro de las células de otros organismos.

La enzima para rejuvenecer de Hiromi Shinya
se terminó de imprimir en mayo de 2024
en los talleres de
Impresora Tauro, S.A. de C.V.
Av. Año de Juárez 343, col. Granjas San Antonio,
Ciudad de México